JN208962

あなたにもできる
スピリチュアルケア

小澤竹俊
めぐみ在宅クリニック 院長

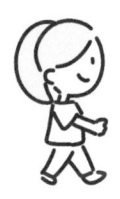

イラスト｜豊原亮子

医学書院

小澤竹俊
Taketoshi OZAWA

1987年東京慈恵会医科大学医学部医学科卒業。1991年山形大学大学院医学研究科医学専攻博士課程修了。救命救急センター、農村医療に従事した後、1994年より横浜甦生病院内科・ホスピス勤務。2006年、めぐみ在宅クリニックを開院。

「ホスピスで学んだことを伝えたい」との思いから、2000年より学校を中心に"いのちの授業"を展開。一般向けの講演も数多く行う。

2015年、有志とともに一般社団法人エンドオブライフ・ケア協会を設立、代表理事就任。多死時代に向け、人生の最終段階の人に対応できる人材育成に努めている。

著書に『死を前にした人に あなたは何ができますか?』(医学書院、2017)、『新版 今日が人生最後の日だと思って生きなさい』(アスコム、2024年)、『苦しむ患者さんから逃げない! 医療者のための実践スピリチュアルケア』(日本医事新報社、2008年)、他多数。

あなたにもできる スピリチュアルケア

発　　行　2025年1月1日　第1版第1刷©

著　　者　小澤竹俊_{おざわたけとし}

発行者　株式会社　医学書院

　　　　　代表取締役　金原　俊

　　　　　〒113-8719　東京都文京区本郷 1-28-23

　　　　　電話　03-3817-5600(社内案内)

印刷・製本　アイワード

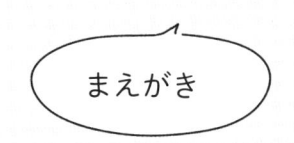
まえがき

　スピリチュアルケアを学びたいのに、本を読んだり、研修を受けたりしてもすっきりしないと感じる人がいます。頭では理解したつもりでも、実際の患者さんを前にして習った通りに対話が続かないことがあります。なぜでしょう？

　医療を専門としない人でもスピリチュアルケアを学び、実践できる方法はないのでしょうか？ わかりやすい言葉、真似しやすい方法で、具体的に関わる方法を書籍にしたいと願ってきました。

　ところで、皆さんはじゃんけんをする時に「最初はグー」と言いますか？ 驚いたことに、私が小学校に"いのちの授業"で伺う時に、ほとんどの子どもたちは、「最初はグー」でじゃんけんを始めます。**面白い、わかりやすい、真似できる内容**であれば、学校の教科書に記載がなくても、自治体が補助金を出して啓発運動をしなくても、そのアイデアは勝手に拡がっていきます。

　スピリチュアルケアも、そうありたいと願っています。この本を読んだ人が、スピリチュアルペインを訴える誰かと具体的に関わり、笑顔になる援助を周囲の人たちが真似していく時代が来ることを夢見ています。そして、その輪が拡がっていけば、どこに住んでいても、どんな病気でも、安心して人生の最期まで過ごせる社会が実現することでしょう。

　あなたにもできるスピリチュアルケアがあります。臨床経験や専門的な知識はまったく関係ありません。一緒に学び、現場で実践してみませんか？ この本が、そのきっかけになることを願っています。

2024年11月

めぐみ在宅クリニック　院長
エンドオブライフ・ケア協会　代表理事
小澤竹俊

Contents

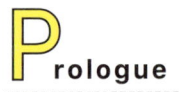

Chapter 2

Step2 解決できる苦しみは、解決することを約束する│59

Question

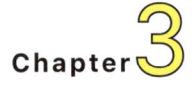

Chapter 3

Chapter 4

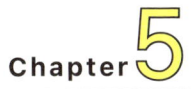

Chapter 5

スピリチュアルケアの対話を進めよう

CASE　清水さんとの対話｜121

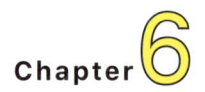

Chapter 6

スピリチュアルケアを続けるために

Question

Column

ブックデザイン●遠藤陽一（デザインワークショップジン）

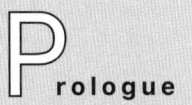

Prologue

あなたにもできる
スピリチュアルケア

ナナさんは訪問看護師。
6年間病院で臨床看護師として勤務した後、
「もっと自分の力を試したい、患者さんの役に立ちたい」と、
訪問看護の道に入りました。

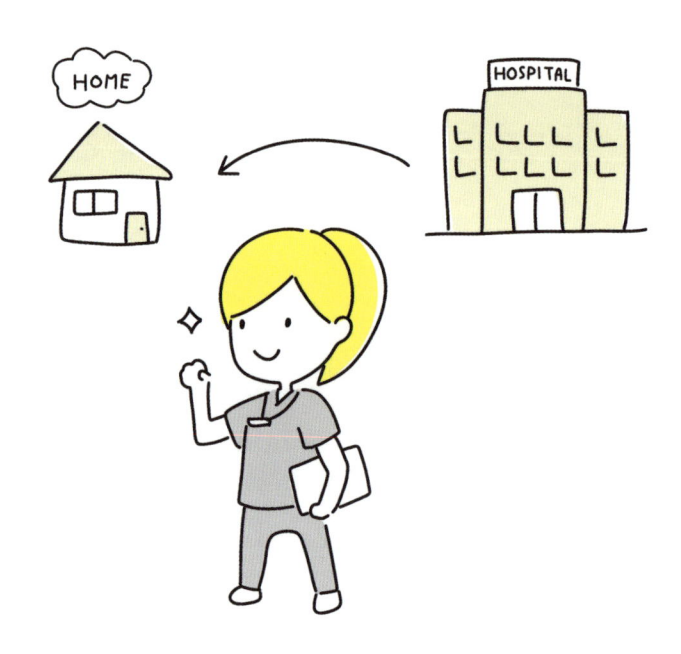

でも、大きな苦しみを抱えた患者さんを前に
どう声をかけてよいのかわからず、
立ち尽くしてばかり。

みんなに迷惑をかけてばかり…
何をしてもよくならない…
リハビリなんてしても
意味がない…

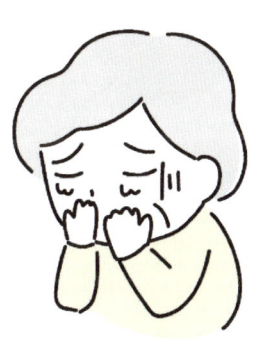

なんで私だけ
こんな目にあうの?

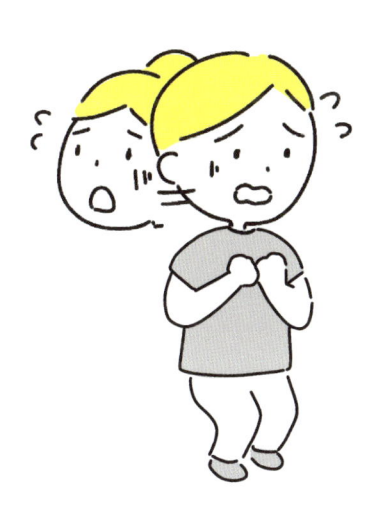

ナナさんは、すっかり自信をなくしてしまいました。

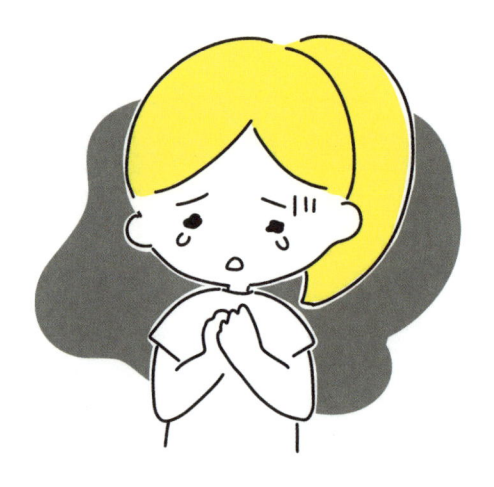

私、この仕事に向いていないのかな…

ナナさんは、長く在宅診療をしている先生に
相談してみることにしました。

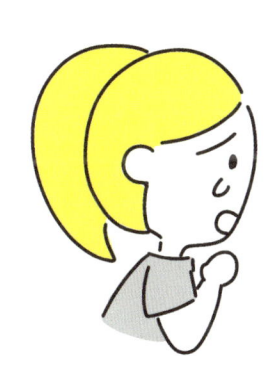 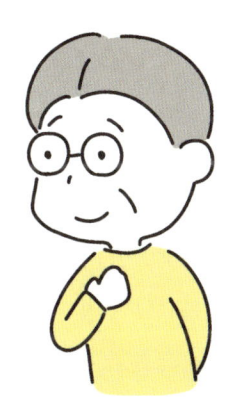

死を前にした人が
穏やかになるために
誰もができることがあります。
それが**スピリチュアルケア**です。

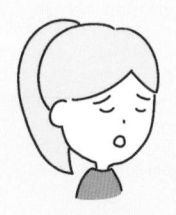

患者さんから「もう死にたい」などと言われると、
どう応えていいのかわかりません。

苦しむ人の力になるために私たちができること、
それは相手のマイナスの気持ちが
穏やかな気持ちに変わる関わりです。

苦しんでいる人と関わる時、キーワードになるのが「マイナス
の気持ちが穏やかな気持ちに変わる」ことです。
まず、このキーワードについて一緒に考えてみましょう。

ナナさんは、「死にたい」と話す患者さんを前に、どうしたらいいか悩んでいます。

苦しむ人を前に私たちができることは、相手のマイナスの気持ちが穏やかな気持ちに変わる働きかけです。

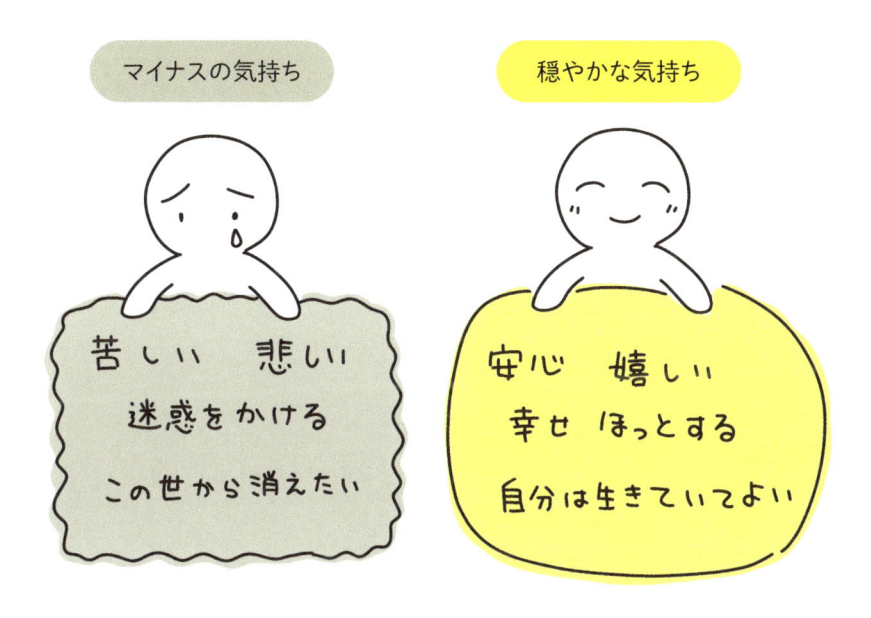

本書では、安心、嬉しい、ほっとする、などの気持ちを「穏やか」と表現しています。これらの気持ちを総称した言葉としては、他にもいろいろな表現があると思いますが、ここでは誰にでも理解しやすい言葉を使いたいと考えたからです。

スピリチュアルケアの目標は、「援助によって、相手の気持ちが穏やかになること」──このような説明の仕方なら、どんな職種の人にもイメージがしやすいのではないでしょうか。

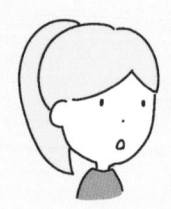 相手が死を前にした人であっても、
マイナスの気持ちを穏やかな気持ちに
変えるなんてできるのでしょうか?

死を前にした人のマイナスの気持ち
を、医療ですべて解決することはでき
ません。でも、私たちが適切な方法で
関わることで、相手の気持ちが穏やか
になる可能性が見えてきます。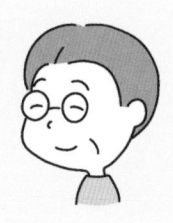

死を前にした絶望の暗闇の中で、これからについての不安、み
んなに迷惑ばかりかけてしまうという思い、早く死んでしまい
たいといったマイナスの気持ちを、穏やかな気持ちに変える関
わりこそが、スピリチュアルケアです。

Prologue

▼あなたにもできるスピリチュアルケア

ナナさんは、死を前にした人の「悲しい」「苦しい」といったマイナスの気持ちを穏やかな気持ちに変えるなんてできるのだろうか、と考えているようです。

スピリチュアルケアの本質となる3つのポイントを紹介します。

❶ 苦しんでいる人は、自分の苦しみをわかってくれる人がいると嬉しい
❷ 解決できる苦しみは、解決する
❸ 解決が難しい苦しみがありながらも、穏やかと思える理由を見出し援助する

わかってくれる人がいる

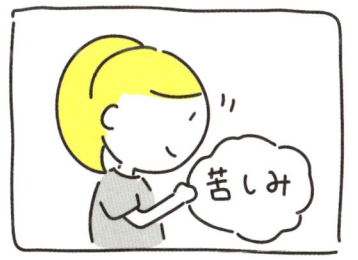

解決できる苦しみは解決する

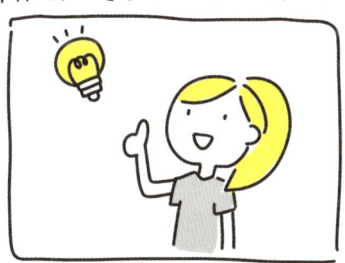

穏やかと思える理由を見出し援助する

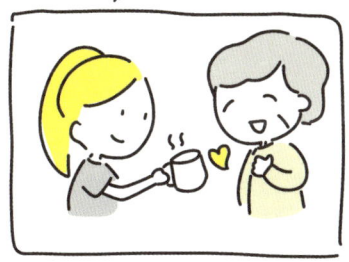

スピリチュアルケアを行うためには、援助者自身の支えも必要です

詳しくは、本編で1つずつ説明していきます。

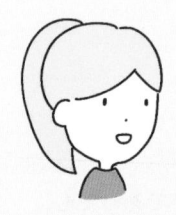

今、穏やかな人に援助（スピリチュアルケア）は
不要ですか?

スピリチュアルケアは、
今、苦しみを抱えている人だけに
必要なものではありません。

スピリチュアルケアの対象となるのは、今、苦しみを抱えている
る人だけではありません。
たとえ今は穏やかであっても、将来苦しむことがあるかもしれ
ないことを予測して、関わっていくことが必要です。

ナナさんは、今穏やかであればスピリチュアルケアの対象ではなく、経過観察（見守るだけ）でよいのかな、と迷っているようです。

スピリチュアルケアは、今、苦しみ（スピリチュアルペイン）を抱えている人だけのものではありません。

例えば、今は傾いていない建物でも土台が不安定であれば、わずかな地震でも傾いてしまいます。人間も同じです。今は穏やかであっても、小さな出来事でスピリチュアルペインを感じることもあります。

穏やかな人には、その理由を尋ねてみてください。穏やかな気持ちと思える理由の中には、病状が進んだとしても穏やかさを保つための大切なヒントがあります。穏やかな気持ちは、その人の「支え」にひもづいているからです。

穏やかな理由として、痛みがないこと、家族がそばにいることを挙げられたとしたら、それらを大切に応援し強めていくことで、今後も穏やかさを保つことができます。

また、その人が穏やかな理由を言葉にすることで、穏やかさが強まるという一面もあります。

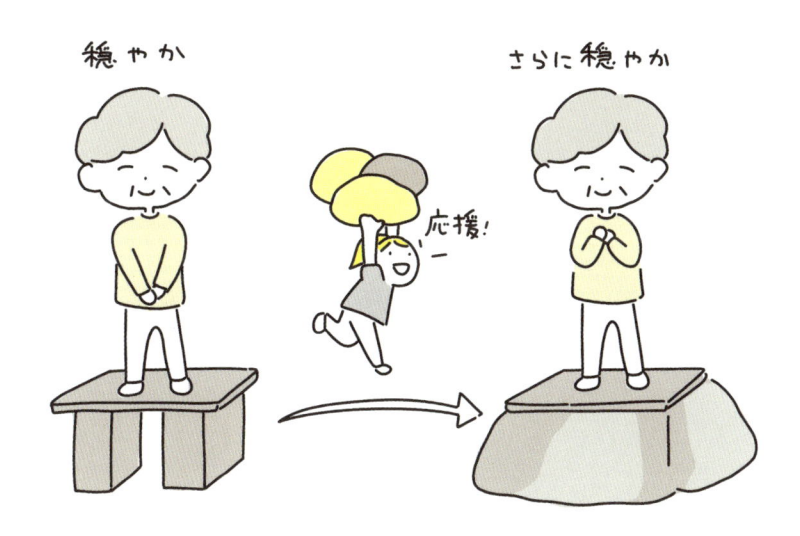

穏やか　　　　さらに穏やか

応援！

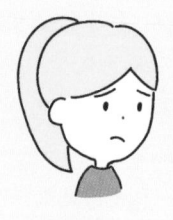

スピリチュアルケアは、
医師や看護師などの専門職でないと
できないのでしょうか?

スピリチュアルケアは、医療の専門職
だけができるものではありません。家族、
友人など、その人の周りにいるすべて
の人ができるケアです。

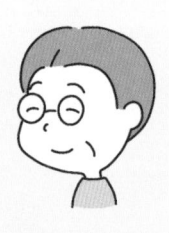

専門職など限られた人が行う特別なケアから、誰でもできる魅
力的なケアへ、スピリチュアルケアの概念を変えましょう。

　ナナさんは、スピリチュアルケアは一部のエキスパートにしかできない、複雑・難解なものというイメージを持っているようです。

　確かに、これまで「スピリチュアルケア」というと、限られた人にしかできないケアのように捉えられてきました。

　でも私は、スピリチュアルケアは誰にでもできるケアでなければならないと思っています。超高齢社会を迎え、これから亡くなる人が増えてきます。死を前にした人にスピリチュアルケアを提供できるのが専門職だけであれば、多くの人が必要なケアを受けられないまま死を迎えることになります。

　本書では、いつでも誰でも平等にスピリチュアルケアに取り組めるように、わかりやすい言葉、真似しやすい方法で、現場で実践できるスピリチュアルケアを紹介していきます。

　少しの勇気さえあれば、苦しむ人の力になれます。意気込み過ぎず、まずは、自分の身の周り、半径５ｍ以内の人を幸せにする気持ちでスピリチュアルケアを学んでみましょう。

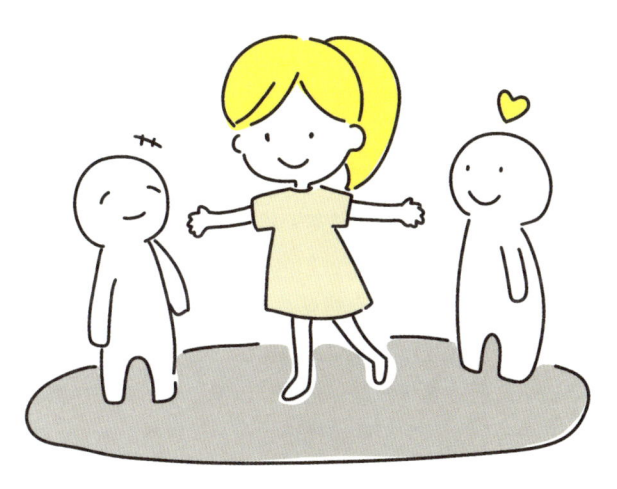

まずは半径5m

ユニバーサルデザイン

　私が考えるスピリチュアルケアは、ユニバーサルデザインの考え方がヒントになっています。ユニバーサルデザインとは、1980年代にアメリカのロナルド・メイスが中心となって提唱した、「年齢や能力、状況などにかかわらず、できるだけ多くの人が使いやすいように、商品・空間・サービスをデザインする」という考え方です。

ユニバーサルデザインの7つの原則[1]
1 誰でも使えて手に入れることができる（公平性）
2 柔軟に使用できる（自由度）
3 使い方が簡単にわかる（単純性）
4 使う人に必要な情報が簡単に伝わる（わかりやすさ）
5 間違えても重大な結果にならない（安全性）
6 少ない力で効率的に、楽に使える（省体力）
7 使う時に適当な広さがある（スペースの確保）

　ロナルド・メイスは、「誰もがいつかは障害を抱える。だからユニバーサルデザインは特殊なことではない」と述べています[2]。高齢・多死社会におけるスピリチュアルケアにこそ、ユニバーサルデザインの考え方が求められているのではないでしょうか。

　もちろん、死を扱う難しいテーマに、ユニバーサルデザインを持ち込むのは少し乱暴であるという意見もあるでしょう。医学、看護学、薬学などの医療専門分野に限らず、心理学、哲学、宗教などの多分野にわたる知識を必要とする分野でもあります。それらの知識をすっ飛ばしてスピリチュアルケアを一般化するなど、暴挙であると考える人もいるでしょう。

今まで国内外で紹介されてきたスピリチュアルケアを否定しているのではありません。その一方で、今まで知られていたスピリチュアルケアは、このユニバーサルデザインの観点からみて、適切なサービスとして提供されていたであろうか？ という問いは大切にしたいのです。

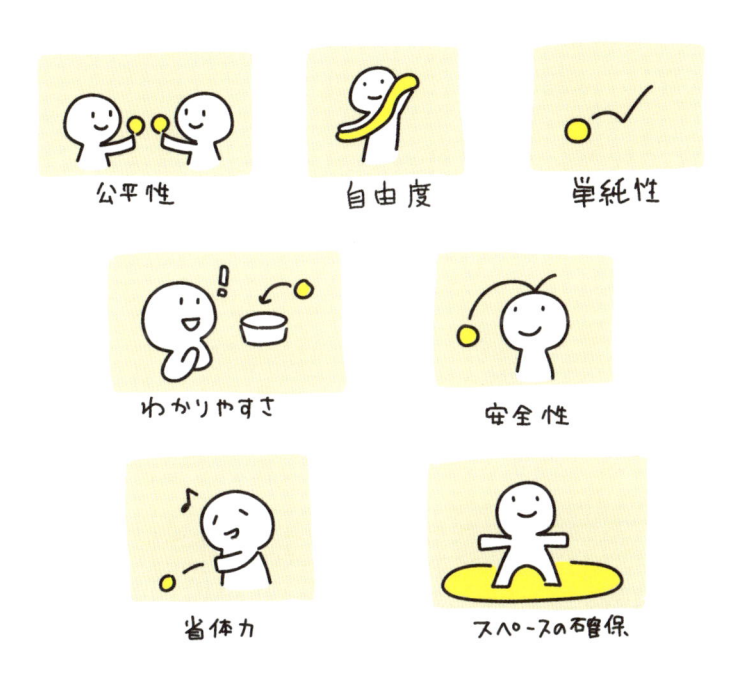

公平性

自由度

単純性

わかりやすさ

安全性

省体力

スペースの確保

※この7項目は、開発当初の建築デザインを基本とした考えであり、この7項目すべてを含まなければユニバーサルデザインとは言わないということではありません。

参考文献

1）Story M. F., Mueller J.L., Mace R.L.: The universal design file: Designing for people of all ages and abilities. North Carolina State University, The center for universal design, 1998.
2）ロナルド・メイス: すべての人が使いやすく，魅力的なデザインをめざして. コーポレイトデザイン, 39: 24-27, 1998.

Chapter **1**

Step 1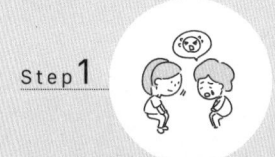

わかってくれる人として
話を聴く

訪問看護の仕事が向いていないかも、
と思っていたナナさんですが、
先生の話を聞いて、
自分にもスピリチュアルケアができるかもしれない、
と思い始めました。

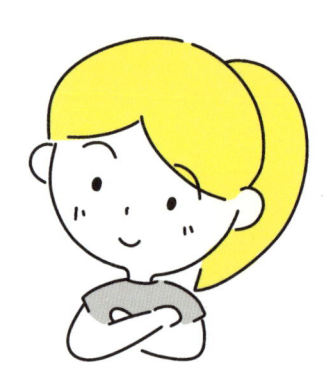

でも、まず何をしたらいいんだろう…?

患者さんが穏やかになるために
私に何ができるのでしょうか?

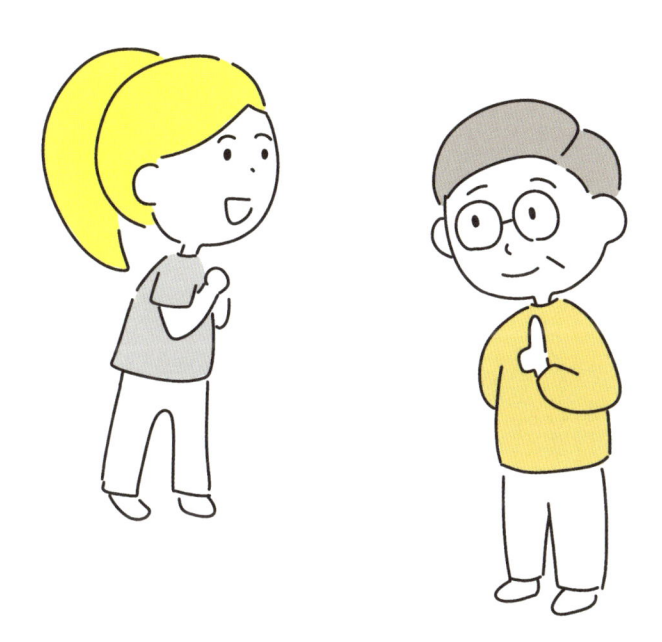

スピリチュアルケアの基本のステップを紹介します。
習得するには研修でのロールプレイや現場での経
験が必要ですが、流れはとてもシンプルで、誰で
もすぐに真似できますよ。

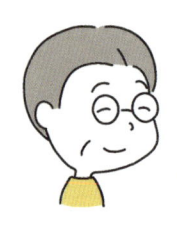

スピリチュアルケアは、
5つの段階に分けて考えることができます。

Step 1
わかってくれる人として
話を聴く
▶Chapter1 （p.17〜）

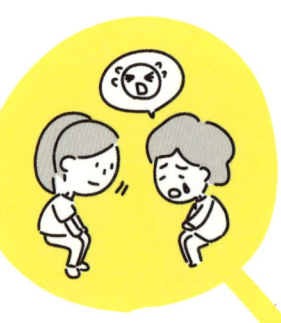

Step 2
解決できる苦しみは、
解決することを約束する
▶Chapter2 （p.59〜）

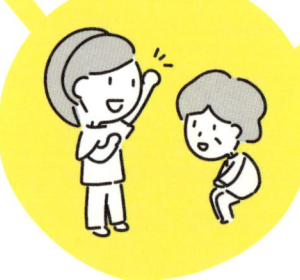

Step 3
苦しかった時を
振り返る
▶Chapter3 （p.77〜）

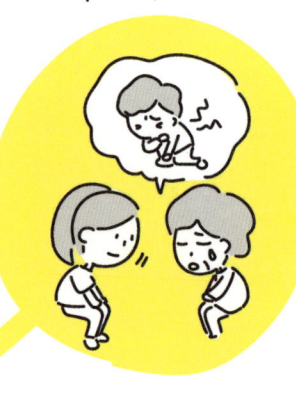

Step4

苦しかった時、
がんばれた理由（支え）
について問いかける

▶Chapter4（p.91〜）

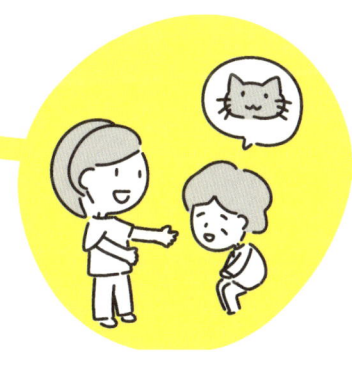

Step5

支えを強める対話を
重ねる

▶Chapter4（p.91〜）

※Step4、5は、Chapter4で
まとめて解説します

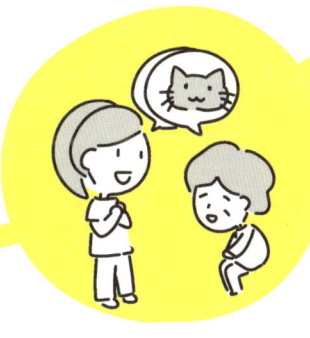

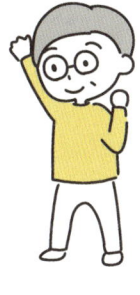

さあ、ナナさんと一緒に
始めましょう！

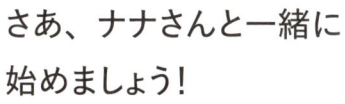

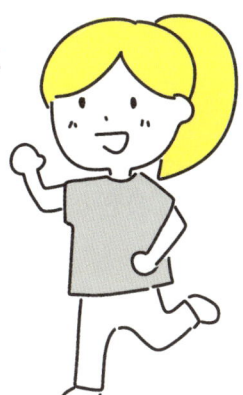

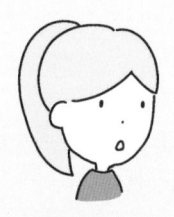

死を前にして絶望のどん底にあるような人に、
どんな声をかけたらいいのでしょうか？

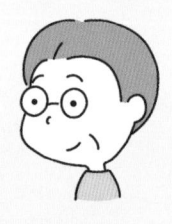

アドバイスをしたり励ましたりするのではなく、
まずは相手の話に耳を傾けましょう。

苦しんでいる人にとって嬉しいのは、アドバイスや励ましとは
限りません。何より嬉しいのは、悲しい、苦しいというマイナ
スの気持ちも含めて、自分の話を聴いてくれる人の存在です。

ナナさんは、絶望のどん底にある人にどのように声をかけたらよいのか悩んでいるようです。相手に元気になってほしい、でもどうしたら…と迷っているようですね。

　たとえ話になりますが、ずっと一緒に暮らしていた大切な猫が亡くなった時に、「(亡くなった) 猫も悲しんでいるよ、元気を出して」「また新しい猫を飼えばいいじゃない」などと言われたら、どんな気持ちになるでしょうか。「この人は私の気持ちをちっともわかってくれない」と思うかもしれません。

　こんな時に嬉しいのは、アドバイスや励ましではなく、自分の話を聴いてもらえることではないでしょうか。

　苦しんでいる人にとって嬉しいのは、相手が「自分の苦しみをわかってくれる」ことです。特に、「迷惑をかけてしまってつらい」「死にたい」などの気持ちを否定せずに聴いてくれる人の存在は、大切な希望の光になります。

　これは、私が長年のホスピス・緩和ケア臨床の経験から導き出した、1つのヒントです。

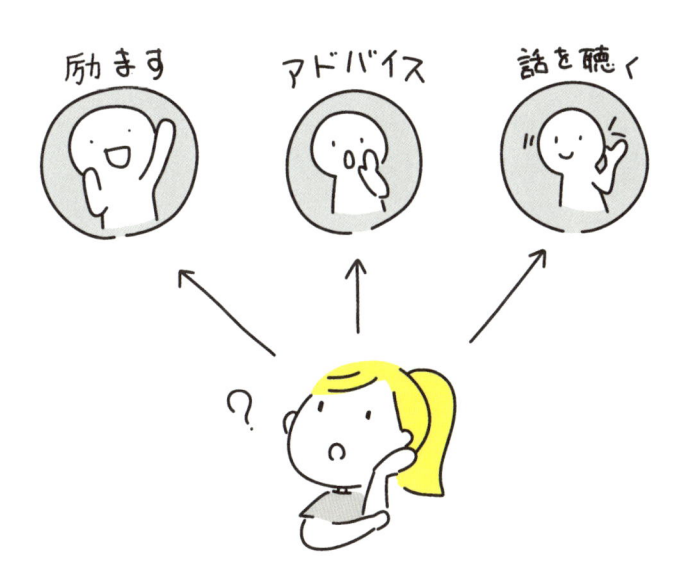

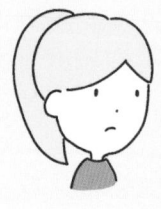

相手の話に耳を傾けることは、
相手の苦しみを理解する
ということでしょうか?

相手の苦しみをすべて理解することは
できません。相手の心の内面に含まれ
る不条理で理不尽な苦しみを、すべ
て理解することは不可能です。

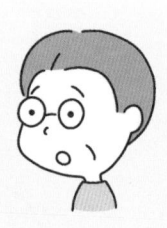

どれほど心を込めて相手の立場に立って物事を考えたとしても、
何十年も臨床の現場で経験を積んだとしても、相手の本当の
苦しみをすべて理解することはできません。このことを知るこ
とが、スピリチュアルケアの出発点になります。

ナナさんは、「苦しんでいる人は、自分の苦しみをわかってくれる人がいると嬉しい」ということを学びました。でも「相手の苦しみをわかること」なんてできるのかな、と疑問に思っているようです。

採血結果や画像診断など、数量的に評価できることは数字として理解できますが、立場も状況も違う相手の苦しみをすべてわかることはできません。相手のことを理解しようと心理テストやスケールで気持ちを数値化しても、それは実際に相手の苦しみを理解できたことにはならないのです。

相手の苦しみを理解するために話を聴こうとするのではなく、まずは苦しみをすべて理解することはできないという前提に立つ。これはケアにおける、大きなパラダイムシフトです。

しかし、相手の苦しみを理解することはできないからといって、苦しみを無視してしまうのは何よりも悲しいことです。

スピリチュアルケアで目指すのは、たとえ相手の苦しみをすべて理解することはできなくても、「元気なあなたに私の気持ちなんてわかるはずがない！」と嘆き苦しむ人が、私たちの関わりを通して、少しでも気持ちが穏やかになれる可能性を探ることです。

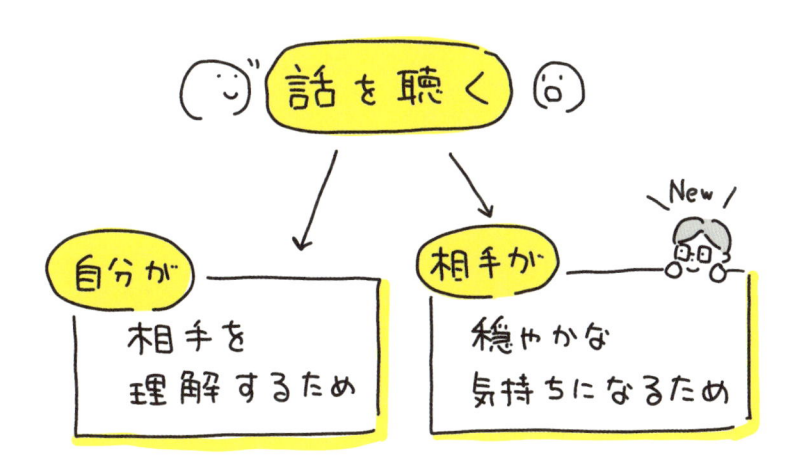

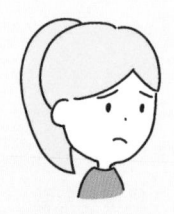

患者さんの苦しみをわかることができないとしたら、
私に何ができるのでしょうか?

「私」が相手を理解することができなくても、
相手に私を「わかってくれる人」と思って
もらえる可能性があります。

ここは少しわかりにくいかもしれませんね。
ここでは、発想の転換が必要です。「私が」ではなく「相手が」
と主語を変えて考えてみましょう。

相手（患者さん）の苦しみを理解できないとしたら、苦しむ人の力になりたい、マイナスの気持ちが穏やかな気持ちに変わってほしいと思う時、私たちは具体的に何をすればよいのでしょう？

ここでは、「理解すること・わかること」についての発想の転換＝パラダイムシフトが必要です。

従来の考え方
- **私が、**相手の苦しみを理解しようとする、わかろうとすることは大切である
- そのために、相手を気づかい、観察することが大切である

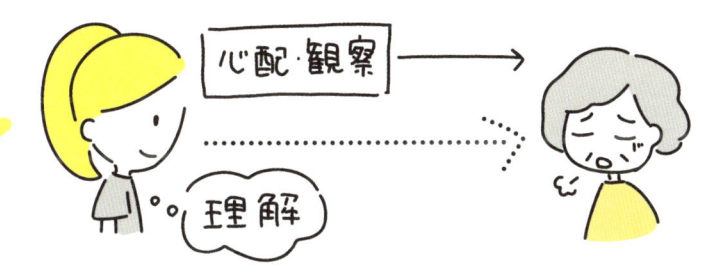

私が相手を理解しようとする

心配・観察

理解

新しい考え方
- 相手の苦しみをすべて理解すること・わかることはできない
- しかし、**相手が、**私を「わかってくれる人（理解者）」と思ってくれる可能性はある

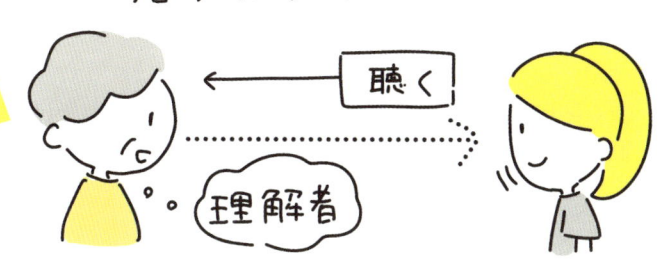

相手が私を理解者と思う

聴く

理解者

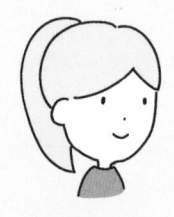

相手にとって「わかってくれる人」になるためには、
どうしたらいいのでしょう?

まず、相手の話を聴くことが大事です。
ただ聞くのではなく、相手のメッセー
ジをキャッチして返す「反復」という技
法を使って話を聴いてみましょう。

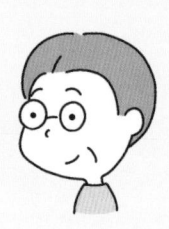

聴く技術の代表的なものに、「反復」「沈黙」「問いかけ」があり
ます。ここではまず、「反復」について紹介します。

スピリチュアルケアの第一歩は、相手から見て「わかってくれる人」になるために聴くことです。

自分が知りたいことではなく、相手が伝えたいメッセージを大切にしていく配慮が必要となります。

「この人は、何を伝えたいんだろう？」

この思いこそ、相手から見て「わかってくれる人」に近づくためのマインドです。その上で、次の3つのステップが反復の基本となります。

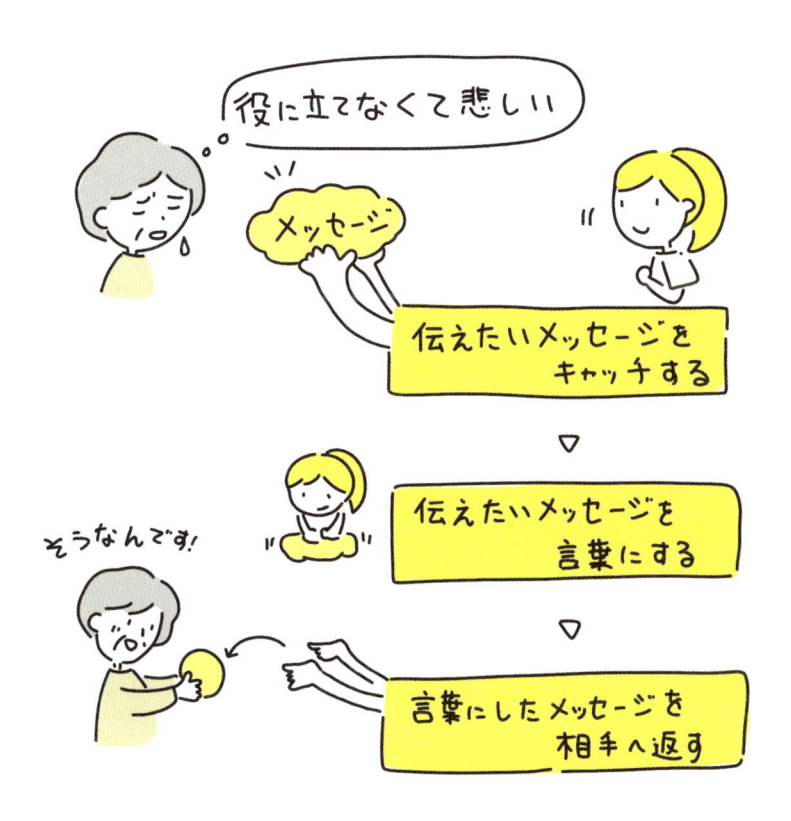

例えば、相手が「昨夜はよく眠れなかったんです」と言ったら、そのメッセージを「昨夜はよく眠れなかったんですね」という言葉で相手に返します。これが反復です。

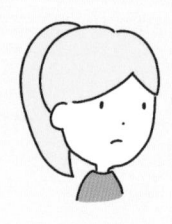

反復とは、
ただ「相手の言葉を返すこと」なのですか?

反復は、ただ相手の言葉を返す
「オウム返し」とは異なります。

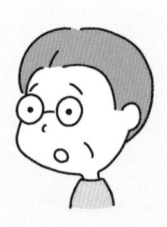

相手に伝わるのは言葉だけではありません。聴く時の態度や表
情も伝わります。相手がどんな態度・表情であれば、もっと話
したくなるでしょうか。

反復と「オウム返し」の違いを考えてみましょう。

オウムは視線を合わせてくれません。うなずいてもくれません。ただ言葉を返すだけです。一方、反復では、態度や表情も含めて相手にメッセージを送ります。

あなたが、楽しかった出来事を目の前の人に伝えたいと思う時、どんな相手に安心感を持ちますか？

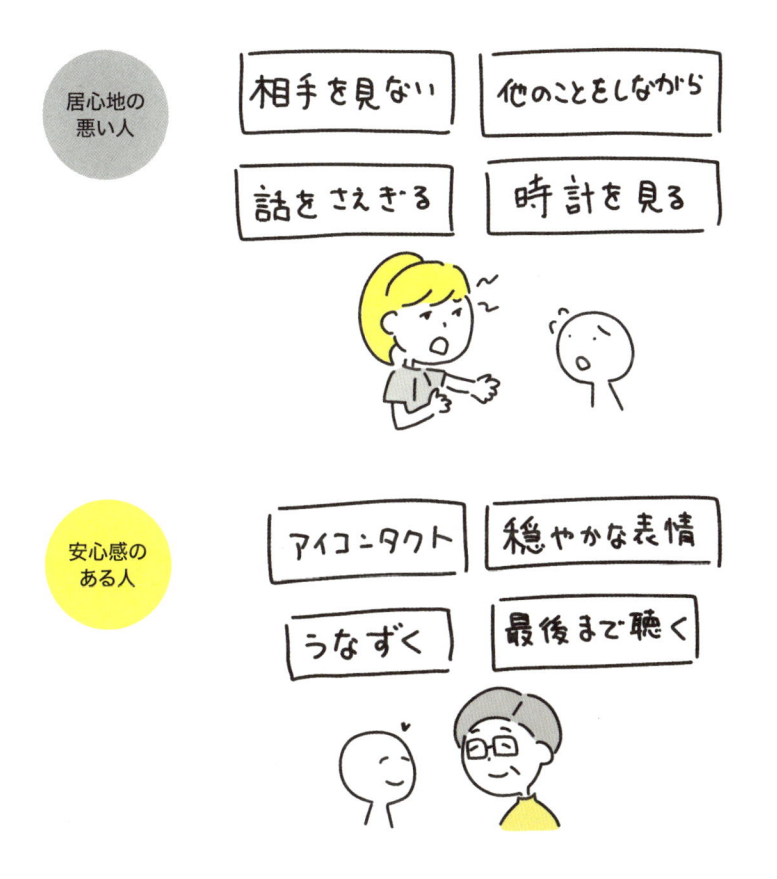

この2つの態度は、ロールプレイなどで体験してみるとよくわかります。せっかく話をしようとしても、相手がスマホを見たり、探し物をしていれば、話をするのが嫌になってしまいます。伝わるのは言葉だけでなく、そこには態度や表情も含まれているのです。

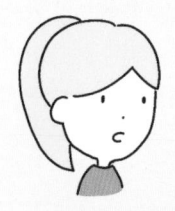

反復ばかりしていると、
相手の言葉をそのまま返すだけのようで
不自然に感じます。
自分の言葉に置き換えてはだめですか?

相手の言葉はそのまま反復してください。
言葉を変えずに返すのが、
反復の基本です。

相手の言葉を自分の言葉に置き換えて返したくなる人がいます。
でも、考えてみてください。自分の話した言葉が別な言葉で返っ
てきた時、違和感を覚えることはないでしょうか。

　ナナさんは、相手がAという言葉を使ったら、Aと類似の言葉を探して返したほうが、聴き方としては自然ではないかと考えているようです。

　結論からいうと、答えは「NO」です。

　例えば、あなたが学会で学んだことを職場の報告会で発表した時に、議事録にあなたが伝えたかった大切な言葉が違う言葉で記録されていたら、嫌な気持ちになりませんか。

　相手の言葉をそのまま返さずに自分の世界観から勝手に似た言葉で返すと、相手は違和感を持ってしまうのです。

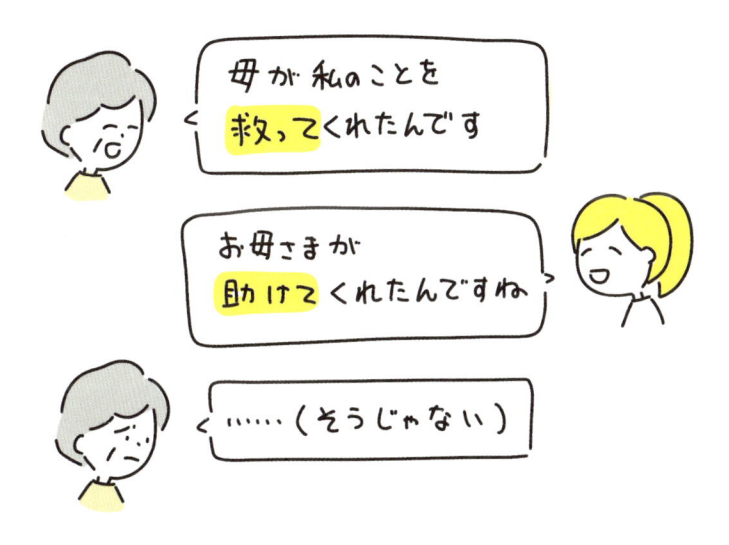

　悩んでいる人が話をする時には、自分の思いに集中しています。違う言葉を返された時に感じる違和感はノイズとなり、相手の思考を中断します。言葉を返す時には、相手の邪魔をしないような配慮が必要です。

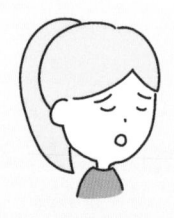

相手の言葉をすべて反復しようとすると、
相手の言葉を覚えることにばかり
意識が向いてしまいます。

反復をすることを目標にしてしまうと、
本来の反復の目的から外れてしまいます。
全文を覚える必要はありません。
相手の伝えたいメッセージを
返すことができればよいのです。

何のために反復するのか、その目的を見失わないようにしま
しょう。言葉を覚えて返すことが目的ではなく、相手から見て、
自分が「わかってくれる人」になることが反復の目的です。

ナナさんは、「反復では、相手の話した言葉をすべて覚えなければならない」と考えているようです。

　短い文章であればよいのですが、2、3分かけて思いの丈を一気に話す人もいます。そのすべてを一言一句覚えていて、すべて反復しなければいけないのであれば、反復は真似のできない技術になってしまいます。

　そもそもなぜ相手の話を聴くのか？ という原点に立ち返ってみましょう。反復の目的は、相手から見て、自分が「わかってくれる人」になることです。そのためには、相手の伝えたいメッセージを1つでも返せばよいのです。

　ここで重要なのは、返すのは「相手の伝えたいメッセージ」であるということ。「自分が知りたいこと」ではありません。例えば、患者さんの困りごとの1つが便秘であり、援助職としてそのことばかり気にして対話をしていると、相手が気になっている「来週には退院したい」ということは無視して、「便が出てよかったですね」と、反復してしまいます。

　反復は、相手の伝えたいメッセージを受け取ったことを伝えるための手段の1つです。

　相手の言葉に涙があふれて何も言葉を返せなかった、ただ相手の手に触れて話を聴くことしかできなかった、そんな時もあるでしょう。それでも、相手が「わかってくれてありがとう」と思ってくれたならば、本来の目的は達せられています。

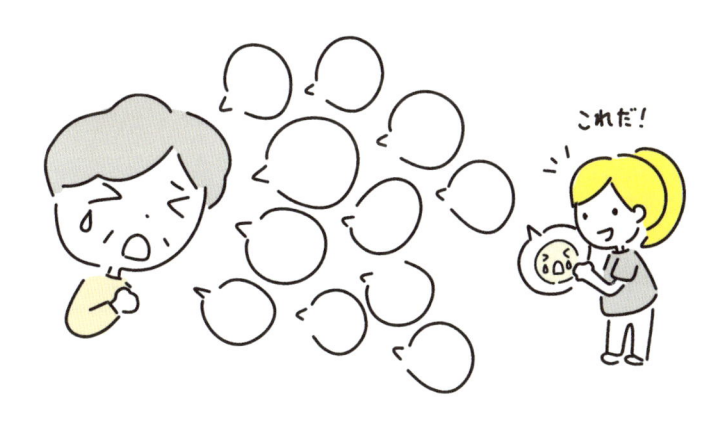

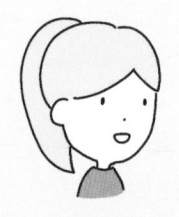

相手が長く話している時、
どの言葉を反復すればよいですか?

相手が伝えたいメッセージを
反復しましょう。
「キーメッセージ」
「気持ちを表す言葉」
「2回以上出た言葉」が
大きなヒントになります。

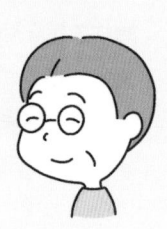

反復をしたいのは、相手が伝えたいメッセージです。
大切なことは、相手は何を伝えたいのかを意識して、特に伝え
たい箇所をきちんと言葉にして返すことです。

ナナさんは、どの言葉を反復するかで迷うことがあるようです。

特に長い文章の時、どんな言葉を反復するかは、3つのポイントを意識するとよいでしょう。

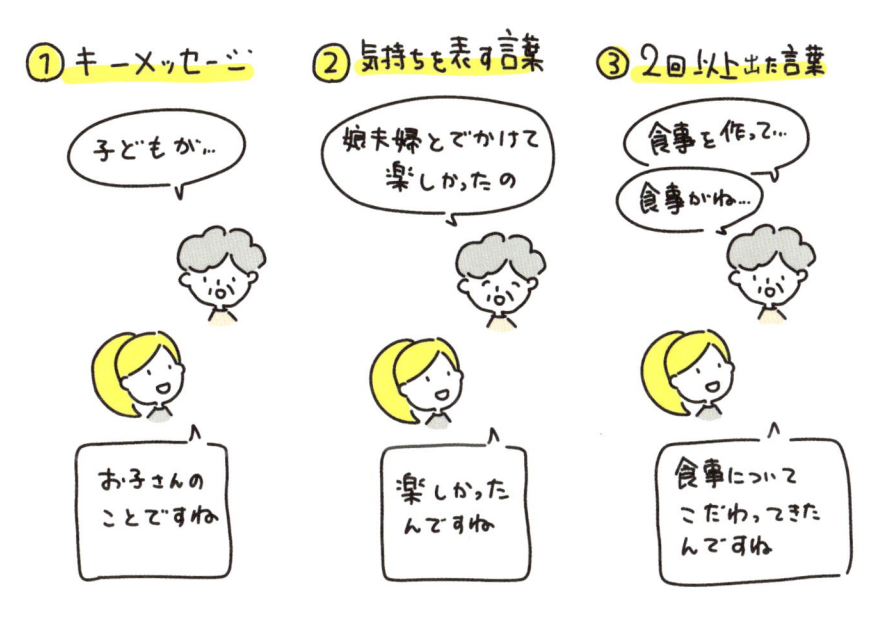

キーメッセージは、相手が伝えたいと思っていることです。話の核が子どものことのようであれば、「お子さんのことですね」などと投げかけてみましょう。

嬉しい、悲しいなどの気持ちを表す言葉や、話の中で2回以上出た言葉も、相手からの大切なメッセージと考えられます。その言葉を反復してみましょう。

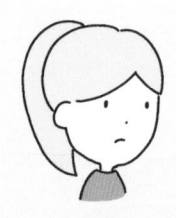

「家族が来てくれたんです」という言葉に
「嬉しいですね」と声をかけたら、
相手が黙ってしまいました…。

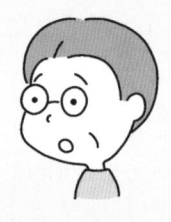

「感情の先取り」をしてしまったのかもしれ
ません。相手がまだ話していない感情を、
こちらで推測して言葉にすることで、相
手を不快にさせてしまうことがあります。

相手がまだ言葉にしていない感情を、自分自身に置き換えて一
方的に先取りして返していないだろうか？ という問いを持つこ
とが重要です。

相手が、苦しいとかつらいなどとは言っていないのに、自分であれば苦しいだろうとか、つらいだろうと推測して、「それはつらかったでしょうね」などと感情を先取りしてしまうことがあります。

例えば、「退院が決まりました」という相手の言葉に「おめでとうございます」などと返してしまうことはないでしょうか。

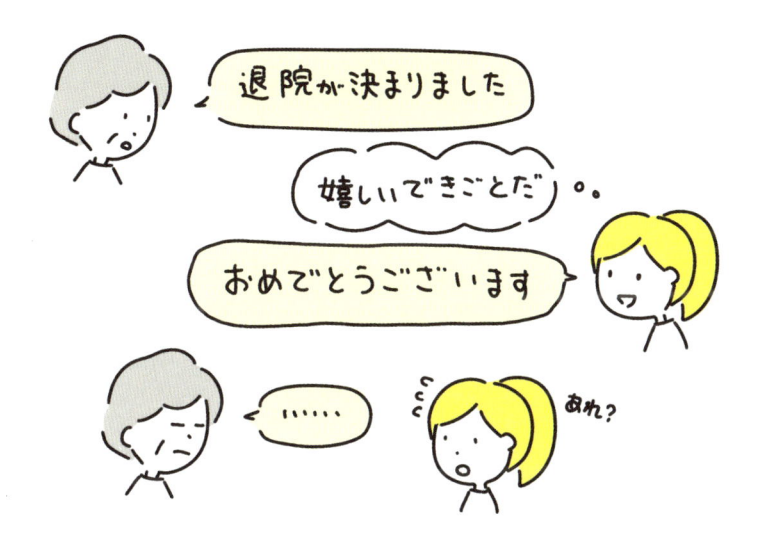

感情を先取りしている会話は、臨床の現場では非常に多く見られます。明らかに話の流れが確実であれば、一般的に大きな問題はありません。

しかし、退院が決まった人が、みんな等しく嬉しい思いになるとは限りません。家に帰ると不安な人もいるかもしれません。果たして、相手は本当に「嬉しい」という自分の気持ちを話しているのか？と立ち止まって考えることが必要です。そうでなければ、私たちは大切な感性を臨床の経験の中で失っていくことになるでしょう。

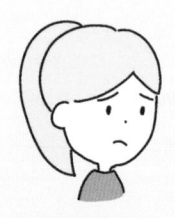

反復がうまくできているか、不安です…。

相手から「そうなんです」という言葉が聞かれたり、
大きく首を縦に振ってくれたりしたら、
おそらく反復は上手にできています。

逆にいうと、「そうなんです」という言葉が聞かれなかったり、
首を縦に振ってくれなかったら、相手は自分のことをわかって
くれたと感じていないのかもしれません。
答えは現場が教えてくれているのです。

ナナさんは、相手の伝えたいメッセージをキャッチして、それを言葉にして相手に返す「反復」の技法を実際に使ってみたようです。でも、相手が「自分の伝えたいメッセージが伝わった」と感じてくれているかに自信を持てないようですね。

上手に反復できているか否かを見分ける方法を紹介します。
自分が伝えたいメッセージが、相手に伝わった時に出てくる言葉・態度があります。

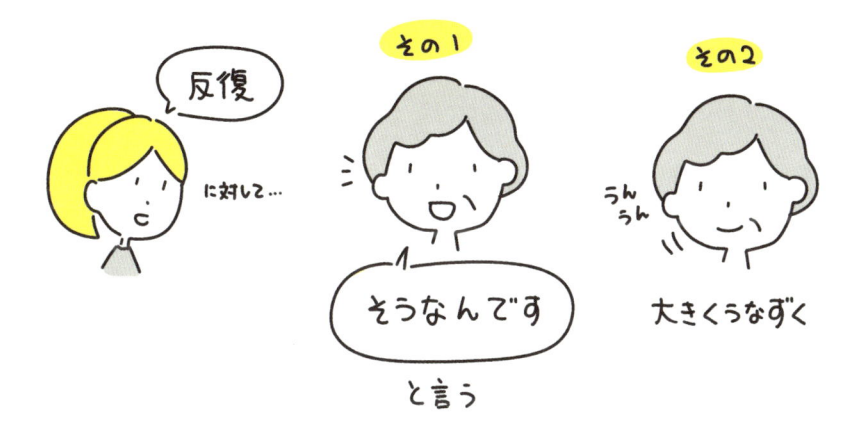

この両者とも、自分の伝えたいメッセージが相手に届いた時のサインとして考えてよいでしょう。
「そうなんです」という言葉や、大きくうなずく態度が、関わりを通して相手に表れるように、自分に何ができるのかを意識して関わってみてください。

自分がよい関わりができているかは、自分の頭の中で考えたり、本を読んでわかるものではありません。現場で出会う、相手の言葉や表情によってわかることです。「現場が先生」ということですね。

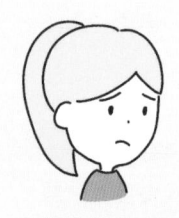

対話の途中で相手が黙り込んでしまうと、
間がもたなくて焦ってしまいます。

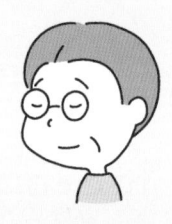

相手が黙り込んでしまった時は、「今の時
間、相手は大切なことを考えているのだ」
と意識して、相手が話す準備ができるま
で待ちましょう。

相手が黙り込んでしまうと、何か言わなくては、と焦ってしま
いますよね。でも、じっと悩み、考える「沈黙」は、相手にとっ
て必要なものです。

　コミュニケーションとは、言葉のキャッチボールです。どちらかが一方的に投げ続けるというキャッチボールはありません。ボールを受けた人が、投げてきた相手にボールを投げ返してはじめてキャッチボールになります。

　では、投げられてきたボールはすぐに相手に返さなければならないのでしょうか？　日常会話では意識しないかもしれませんが、実は、ボールを受け取ってから、投げ返すまでに時間がかかることがあります。

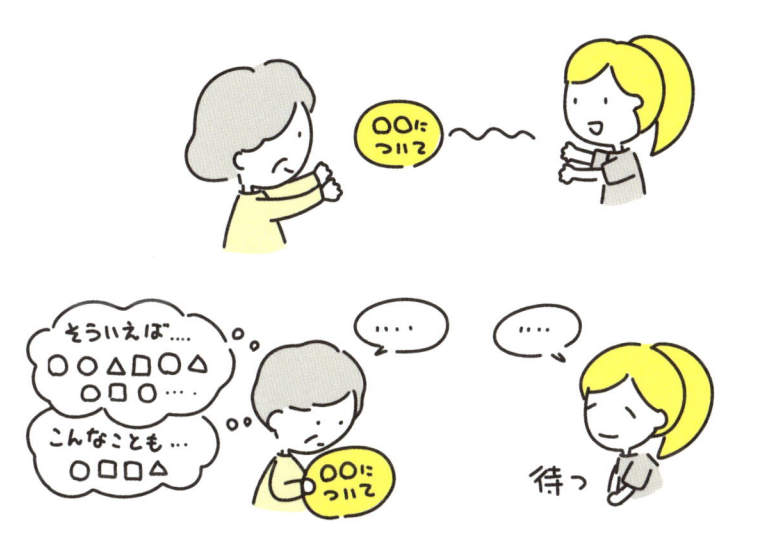

沈黙は考える大切な時間

　このように、会話の中で、相手がボールを投げずにじっと考えている時間を「沈黙」と呼びます。
　この「沈黙」の時間は、相手が何かしら考えている大事な時間です。聴き手は話が再開するまで、じっと待つことが大切です。

Question
12

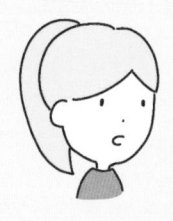

あまりにも長い沈黙の時は、
どうしたらいいですか?

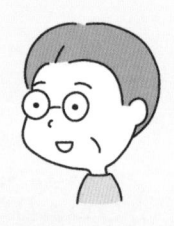

待てるのであればできるだけ待って
ほしいですが、難しい時は「今、何
を考えていましたか?」などと背中を
押す声かけをしてみましょう。

もちろん、実際に背中を押すのではありません。本人が進みた
い話題に向けて後押しするというイメージです。

実際のやり取りから考えてみましょう。

長い沈黙が続いた後、こんな言葉をかけてみます。

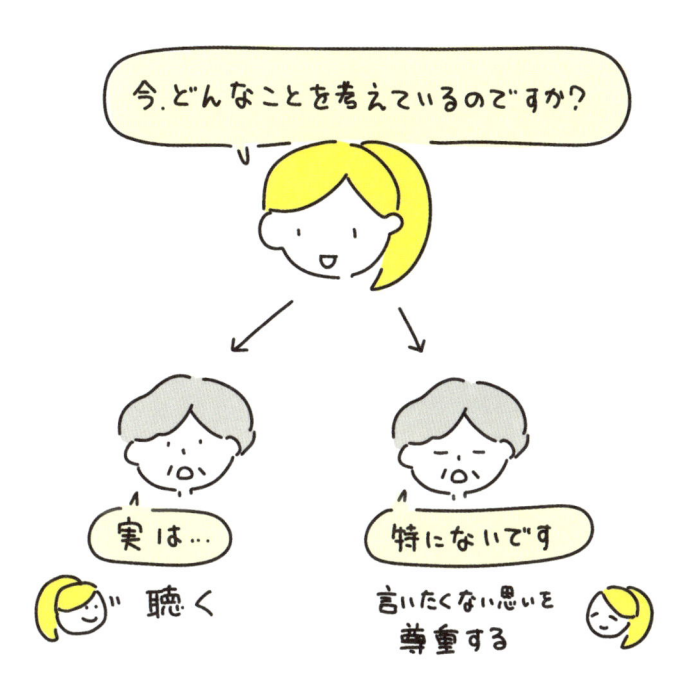

「今、どんなことを考えているのでしょうか？」といったひとことが、「実は…こんなことを考えていました」などと、今まで言えなかった思いを言葉にするきっかけになることがあります。

しかし、「いや…、特にないです」などと返ってきたら、この言葉は「特にあなたに話すことはない」と置き換えてよいと思います。

会話の中で、何かしら心が動いている時の沈黙には意味があります。しかし、その思いをすべての人に話すとは限りません。その思いを誰にも言わずに胸の内にしまっておきたい人に、無理に言わせないという配慮も必要です。

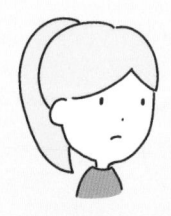

患者さんからの「死にたい」といった
マイナスの気持ちも、
反復してよいのでしょうか？

マイナスの気持ちも否定せず、
反復することが大切です。

反復は取り入れやすい技法ですが、ぶつかる壁があります。そ
の1つが、この「マイナスの気持ちを反復してもよいのか？」
という問いです。なぜマイナスの気持ちを反復するのが難しい
のかを考えてみましょう。

ナナさんは、相手の「死にたい」などという言葉を反復することに抵抗があるようです。

　なぜマイナスの気持ちを反復することに抵抗があるのでしょうか。それは、「もう死んでしまいたい」などの言葉をそのまま反復するのは、その気持ちを受け入れることになるように感じるからです。

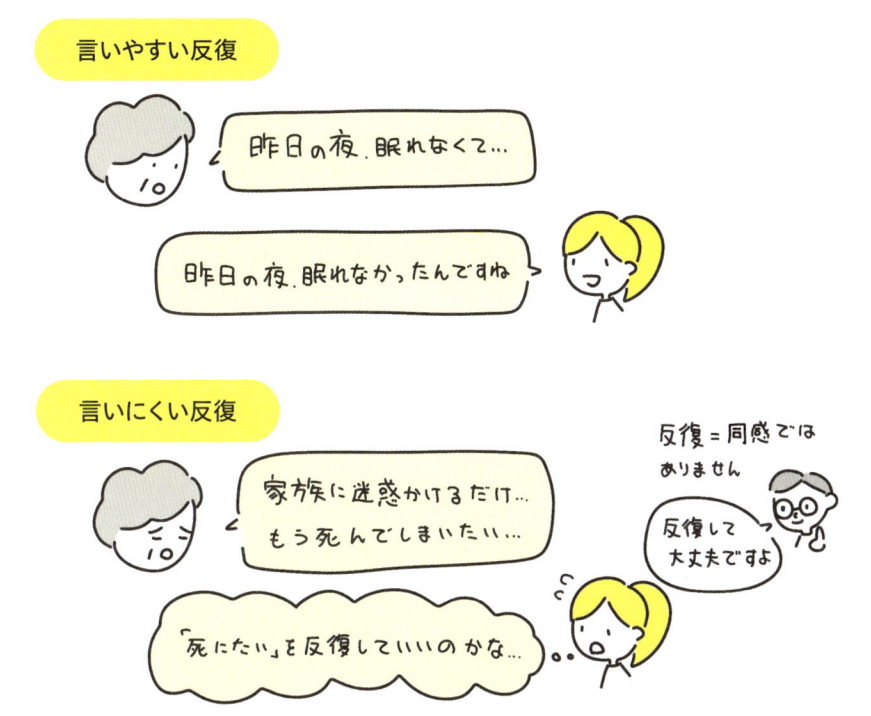

　相手と同じ気持ちに近づくのが援助だと考えていると、そのまま反復することは「あなたは早く死んでしまったほうがよい」と思うことになってしまいます。

　しかし、マイナスの気持ちを反復するのは、相手と同じ気持ちになること（同感）とは異なります。

　マイナスの気持ちも、そのまま反復してよいのです。

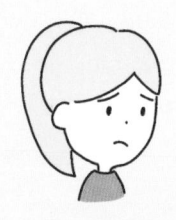

マイナスの気持ちを反復するのは、やはり
抵抗があります。反復をすることで、相手
のマイナスの気持ちを肯定してしまうような
気になるのです。

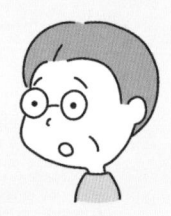

反復は、相手と同じ気持ちに近づくことで
はありません。
反復する時の主語は「聴き手」ではなく、
「相手」です。

ここは反復を学ぶ時に大切なところです。
特にマイナスの気持ちを反復する際には、主語は誰なのかを
考えてみましょう。

ナナさんは相手のマイナスの気持ちもそのまま反復してよいと言われても、やはり難しいと感じているようです。相手の気持ちを理解し、同じ気持ちに近づくことが援助だと考えているからかもしれません。

　マイナスの気持ちを反復しやすくするために、1つヒントがあります。それは、反復の時は、「主語が異なる」ことを意識することです。

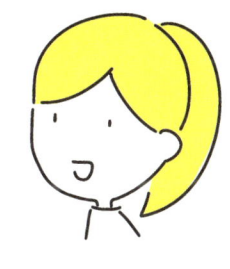

　つまり、反復の言葉の前に、心の中で「あなた（相手の名前）」を入れてメッセージを返すという方法です。こうすることで、マイナスの気持ちも反復しやすくなります（実際に相手の名前を入れる方法は、Q16➡p.52で詳しく解説します）。

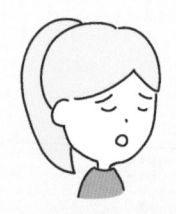

相手の言葉があまりにも重たい時、
すぐに言葉を返すことができません。

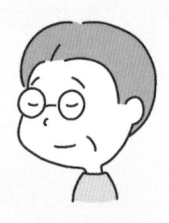

相手が重たい気持ちで話をしている時は、
聴き手も相手の重たいペースにあわせ、
言葉を返すタイミングを調整していく必要
があります。

相手の言葉によっては、ひと呼吸、ふた呼吸をおいてから、相
手に返すほうがよいことがあります。この時間を「間（ま）」と
呼び、先ほどの「沈黙」とは区別します。

「沈黙」は会話のボールを相手が持っている時間であり、「間」はボールを聴き手（私）が持っている時間です。

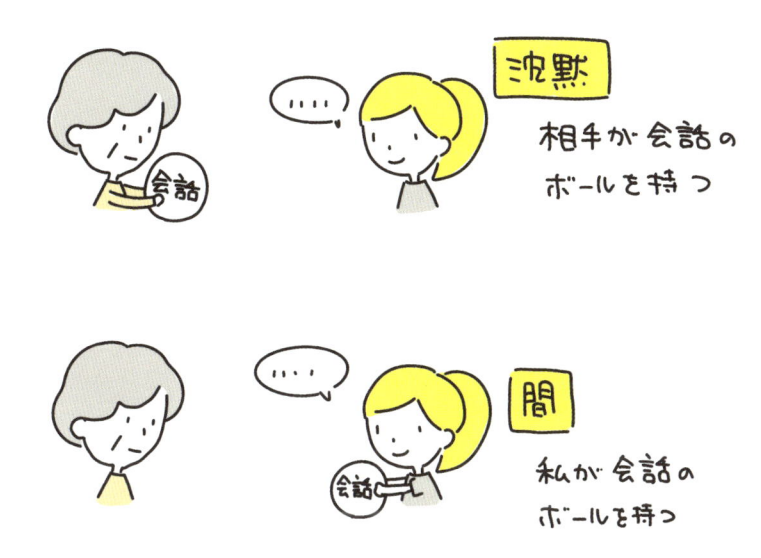

　聴き手である私たちは、この両者の違いを意識しながら、対話を続ける必要があります。

　相手の言葉があまりにも重たい場合には、すぐに言葉を返さずに、相手の言葉の前後に「間」をとってから返すようにしたほうが、その場の重たさを一緒に味わうことにつながります。

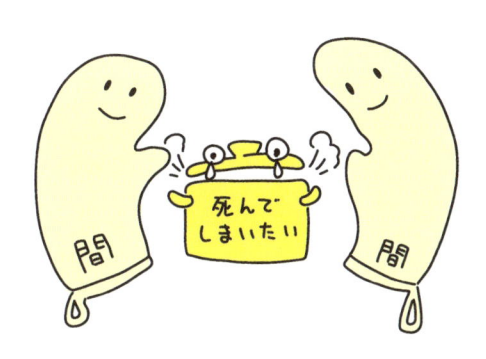

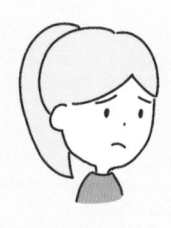

「間」を取ってみても、
あまりに重たい言葉はどうしても
反復しづらいです。

「間」の前後に相手の名前を入れたり、
先に相手の気がかりを短く返してみてください。
重たい言葉も反復できるようになります。

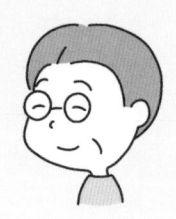

相手のマイナスの気持ちをそのまま返すのは、難しいものです。
これは、スピリチュアルケアにおける最初の高いハードルです。
「間」を使った反復に、もうひと工夫加えてみましょう。

ナナさんは、「間」を使った反復を試してみたものの、やはりマイナスの気持ちを反復するのは難しいと感じているようです。

　相手のマイナスの気持ちを返しやすくする方法を2つ、紹介しましょう。

❶ 相手の名前を入れる

相手「家族に迷惑ばかりかけているんです」
私「…Aさん。…ご自身のこと、家族に迷惑ばかりかけていると…、Aさんは思っているのですね」
　実際に口に出して言ってみてください。名前を入れたほうが、「間」だけよりも、反復しやすく感じられるのではないでしょうか。
　慣れないうちは、名前を入れたほうが話しやすいかもしれません。慣れてきたら、名前を入れなくても自然に「間」を入れた反復ができるようになります。

❷ 相手の気がかりを、短く反復する

相手「私、これからどうなるのでしょうか？」
私「…これからのことですね…これからどうなるのかなって…案じているのですね」
　相手の気がかりを、まずは短く反復します。その後、相手の言葉を反復します。こうすると、反復しづらいマイナスの気持ちも返しやすくなります。

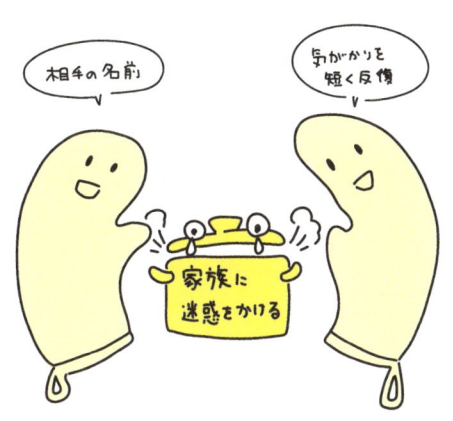

マイナスの気持ちの反復
前と後に「間」を挟む

　相手のマイナスの気持ちをそのまま反復するだけでは、淡泊な応答になってしまいがちです。

　「もう死にたい」などのマイナスの気持ちを反復するには、ちょっとしたコツがあります。試してみましょう。

ワーク 患者さんに、「元気だったのに、どうしてこんな病気になったんでしょう」と言われました。「間」を使いながら、反復する言葉の前後に相手の名前（Aさん）を入れて反復してみましょう。

例えば…

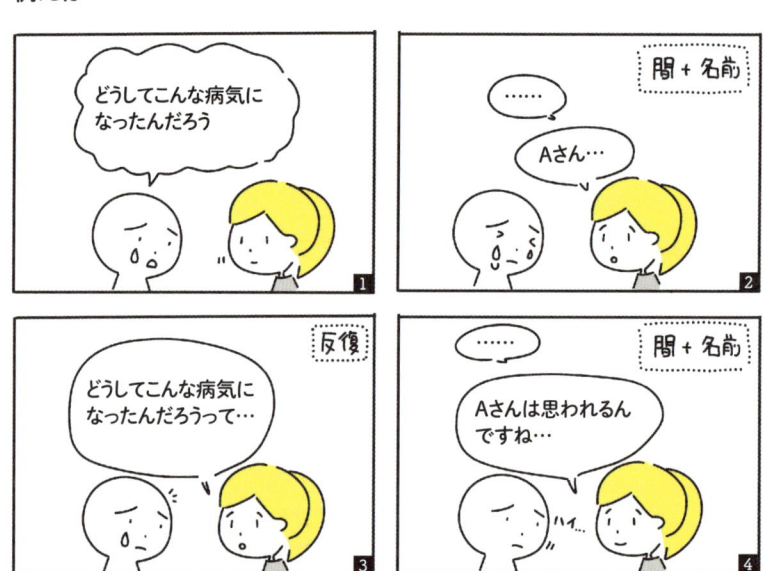

ワーク 患者さんから「私がいなくなったら、子どもたちの面倒は誰がみるんですか」という言葉が聞かれました。「間」を使いながら、相手の気がかりを短く返してみましょう。

例えば…

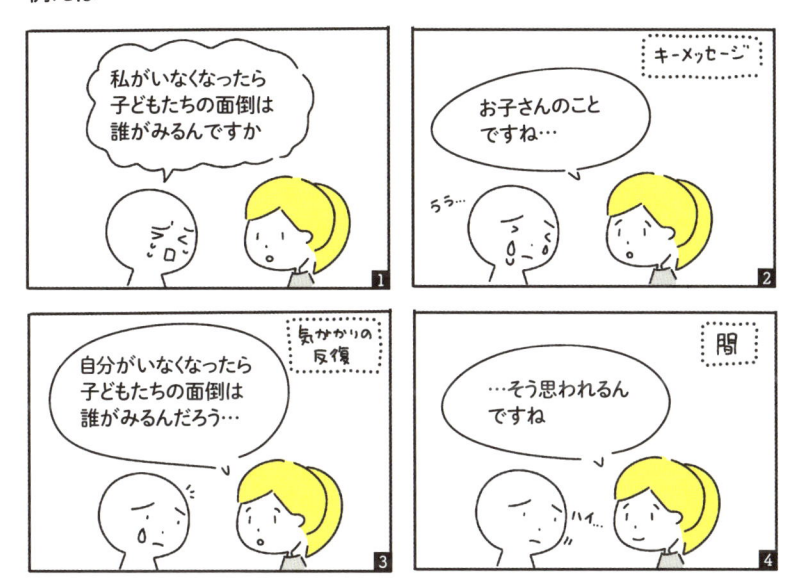

ロールプレイなどで「否定的な言葉もそのまま反復してください」というと、そのまま淡々と言葉を返す人がいます。そんな時は、つい「もうちょっと思いを込めようよ」って言いたくなります。

　「間」を取るとともに、相手の名前を入れたり、相手の気がかりを短く先に返すことで反復ができるようになります。

　細かなルールはありません。名前を入れて、さらに相手の気がかりを短く先に返してもいいですし、相手の気がかりを短く返すだけでもよいでしょう。ご自身がマイナスの気持ちを反復しやすい方法を探してみてください。

聴くことが難しい理由

　Chapter 1 で述べてきたように、スピリチュアルケアでいう「聴く」ことの目的は、相手を理解することではありません。相手から見て私が、「わかってくれる人」になることです。

　しかし、この聴き方は実はかなり難しいものです。特に、死を前にした苦しい気持ちを抱えた人の気持ちを聴くことは、簡単ではありません。なぜ、聴くことは難しいのでしょうか。

聴くのはなぜ難しい？

理由その1　私が相手を理解するために、聞いている

　しばしば私たちは、苦しむ人を前にいくつか質問をすることで、相手の話を聴こうとします。

- 痛みはありますか？
- 食欲はありますか？
- 便秘はしていませんか？
- 夜は眠れていますか？

　もちろん、相手を気づかい、いろいろな質問をすることは、悪いことではありません。しかし、ここで聞こうとしているのは「私が知りたいこと」です。これでは相手を質問攻めにするだけで、本当に伝えたいことを言葉にしてもらうことはできないでしょう。

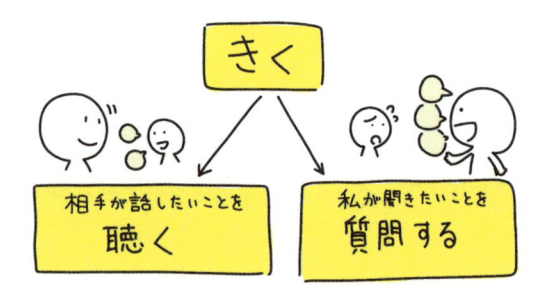

相手を理解したと思った時、相手の話を聴かなくなる

すでに手元に相手の情報として紹介状、申し送り、検査結果などが十分にある時、話を聴かなくなることは、しばしば現場で経験することです。

自分が聞きたい情報が手に入れば、満足してそれ以上聴かなくなってしまう。これでは相手にとって「わかってくれる人」になることはできません。

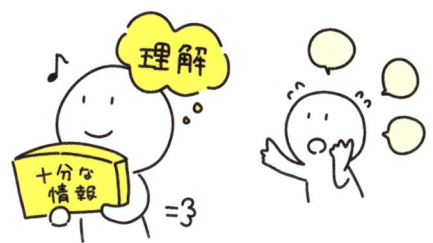

マイナスの気持ち（感情）を聴くことが難しい

スピリチュアルケアでは、マイナスの気持ち（迷惑をかけてしまうという思い、自分の存在を認められないという思い）を丁寧に聴くことが必要になります。

楽しい話は、聴く側も楽しい気持ちになりますが、苦しい話を聴くことは容易ではありません。相手の話をさえぎったり、否定したくなったりする気持ちが芽生えるからです。たとえどんな話であったとしても、否定せずに話を聴くことは、実はとても難しいことなのです。

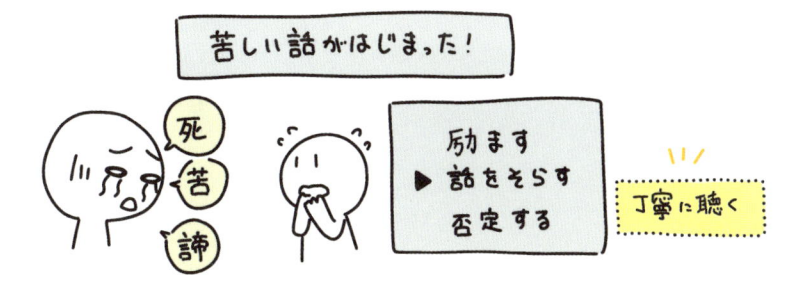

Chapter 2

Step 2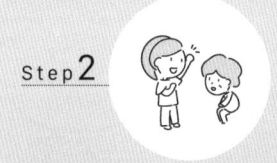

解決できる苦しみは、
解決することを約束する

話を聴くことの大切さを知ったナナさん。
「患者さんの力になりたい」という気持ちが
ますます強くなりました。

昨日は眠れましたか?

眠れましたが、
気持ちがすっきりしないんです

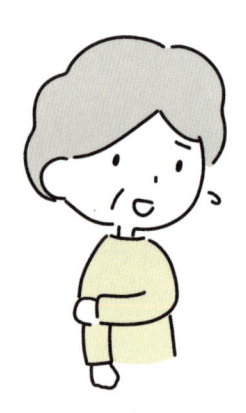

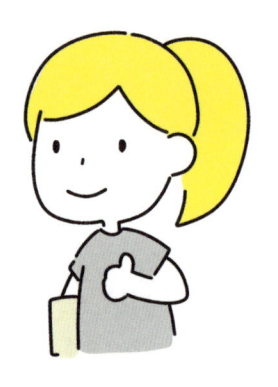

眠れたんですね、
よかったですね!

でも帰り際、
患者さんがぽつりと言いました。

もっと私の本当の苦しみに
気づいてほしい…

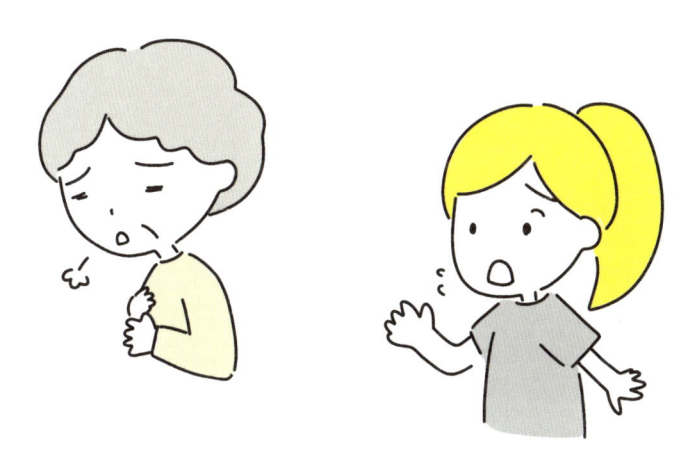

（眠れたと言っていたのに…なんで?）

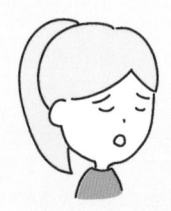

きちんと話を聴いていたつもりなのに、
「もっと私の苦しみに気づいてほしい」と
言われてしまいました…。

「あなたが知りたいこと」だけを
聞いてしまっていたのかもしれません。
対話を通して、相手の苦しみに気づくことが
できたらいいですね。

自分が知りたいことだけを聞いていると、なかなか相手の苦し
みに気づくことができません。
相手の苦しみに気づくためには、何気ない相手の言葉や態度
に含まれる「希望と現実の開き」に着目してみるとよいでしょう。

ナナさんは、患者さんの話を聴いているつもりでいたのに、「もっと私（患者）の苦しみに気づいてほしい」と言われてしまいました。なぜなのでしょう。

　多くの医療者は「痛みがありますか」「眠れていますか」などと、自分が知りたいことだけをアセスメントします。これでは相手の苦しみに気づくことはできません。
　相手の苦しみに気づくために、<u>苦しみは「希望と現実に開きがある状態」</u>と捉えて、患者さんの思いを丁寧に聴いてみましょう。

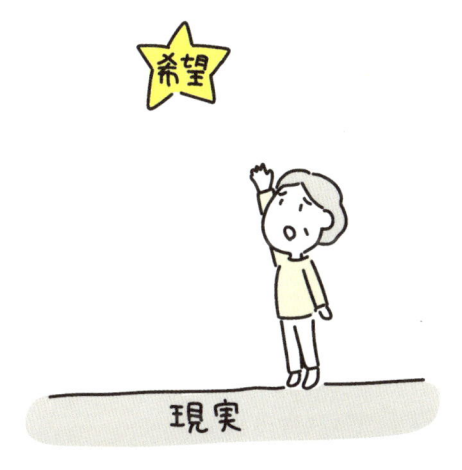

　例えば、「家族のために料理がしたい」「孫の成長を見届けたい」という希望と、「脳梗塞の後遺症で手に力が入らず、料理ができない」「病状が進行し、孫の成長を見届けられない」という現実の間には、開きがあります。

　日常生活でも、この「希望と現実の開き」を意識することで、相手が抱える様々な苦しみに気づく感性が磨かれていきます（➡p.74）。
　希望と現実の開きの大きさという考え方は、苦しみに気づくための考え方であり、人と比較するためのものではありません。開きが大きいから苦しいとは限らないし、そもそも「大きさ」の感じ方自体、人によって異なります。苦しみは、あくまでも「個のもの」として考えましょう。

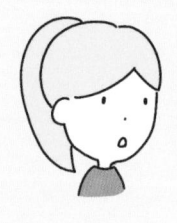

相手の苦しみに気づいたら、
どうしたらいいのでしょうか?

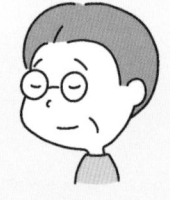

「解決できる苦しみ」については、
解決していきましょう。
ただし、すべての苦しみが解決できる
わけではありません。

スピリチュアルケアで目指すのは、苦しみをすべて解決することではなく、マイナスの気持ちが穏やかな気持ちになることです (➡ p.6)。
そのことを頭におきながら、ここでは苦しみを「解決できるもの」と「解決が難しいもの」に分けて考えてみましょう。

「解決できる苦しみ」と「解決が難しい苦しみ」とは、どのようなものでしょうか。

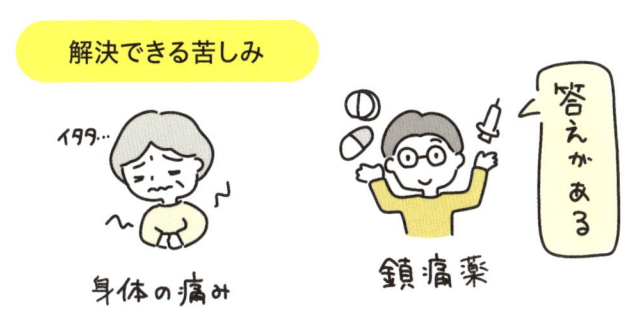

- 血糖値が高い→適切な運動療法と食事療法
- お風呂に1人で入れない→訪問入浴サービスの導入

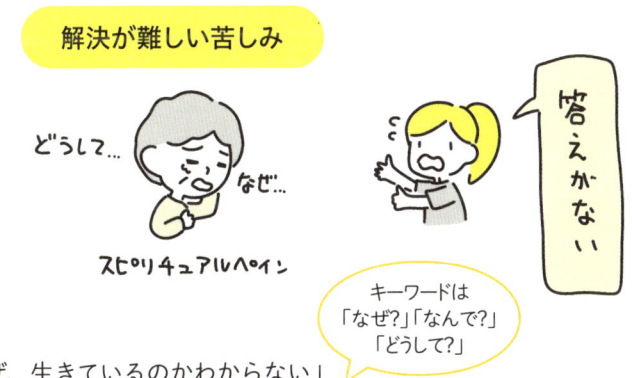

- 「なぜ、生きているのかわからない」
- 「どうして、自分ががんになってしまったの？」

　ここで取り上げた「解決が難しい苦しみ」は、いわゆる「スピリチュアルペイン」にあたるものと考えています。

　でも「スピリチュアルペインとは何か」を定義することよりも、自分を認められない、自分を否定してしまう、そんなもやもやした思いがあること、それらは解決が難しい苦しみであることを、ここでは押さえておきたいのです。

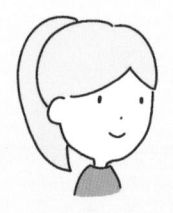

どうして苦しみを2つに分けて
考える必要があるのですか?

私たちは、すべての苦しみを解決しようと、
相手からの問いに答えを与えたり、
アドバイスをしたりしがちです。
そうならならないために、
2つに分けて考えるのです。

苦しむ人の力になりたいと思うあまり、解決が難しい苦しみに
も答えを与えてしまうことで、相手は穏やかになるどころか、
信頼関係が壊れることすらあります。

苦しみには「解決が難しい苦しみ」があることに気づかないと、何が問題になるのかを考えてみましょう。

私たちは、相手の力になりたいという思いが強いと、解決が難しい問題にも「答え」を与えようとしてしまいます。

「なぜ、がんがこんなに進んでしまったんだろう？」という問いに、「健康診断を受けていなかったから」と答えを与えたり、「なんでがんが再発してしまったんだろう？」という相手に、「この病気は、3年後には再発する可能性が●％あるのです」などと説明をしたくなったりしてしまうのです。

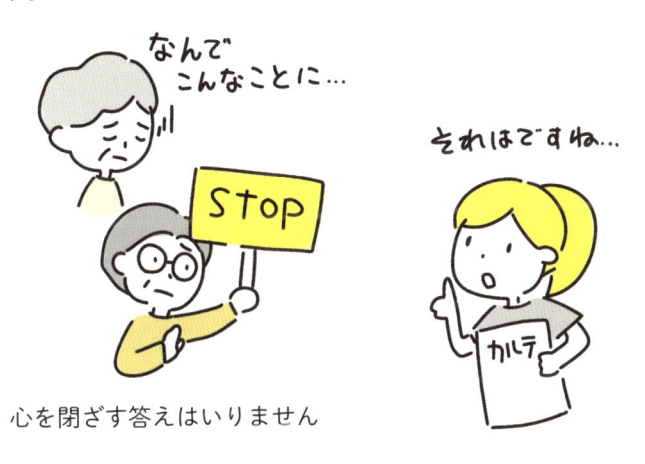

心を閉ざす答えはいりません

こういった説明をされたら、せっかく自分の気持ちを言葉にしてくれていた相手も、「この人は自分のことをわかってくれない」と、心を閉ざしてしまうでしょう。

解決の難しい苦しみにまで答えを与えようとすれば、相手のマイナスの気持ちは穏やかにはなりません。苦しい気持ちのままの相手と、私たちは向き合い続けることになるでしょう。

これは相手の力になりたいと思うあまり、つい陥りがちな臨床の大きな落とし穴です。

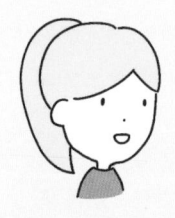

「解決できる苦しみ」と、「解決が難しい苦しみ」は、
どうしたら区別できるのですか?

1つのヒントとして、相手の思いや問いが、
誰に向けられた言葉なのかを
考えてみましょう。

「どうして生きなければならないのだろう」といった解決が難し
い問いは、私たち医療者に向けられたものなのでしょうか。
相手は医療者である私たちに、答えを求めているのでしょうか。
ここに2つの苦しみを見極めるヒントがあります。

相手の苦しみが解決できるものなのか、解決が難しいものなのかは明確に区別できるものではありません。でも、相手からの問いや訴えが、明らかに医療者である私たちに向けられたものであれば、それは「解決ができる苦しみ」と捉えることができます。

一方で、「なんで私は生きていかなければならないの？」といった問いは、医療者に向けた問いではありません。そういった問いに含まれる苦しみは「解決が難しい苦しみ」と捉えられます。

患者さんがぽつりと口にする「あと何日生きられるのかな…」という言葉も、医療者に向けられたものように思えますが、本当にそうでしょうか。あと何日という数字を知りたいのではなく、「もっと生きていたい」という苦しみを訴えているのかもしれません。

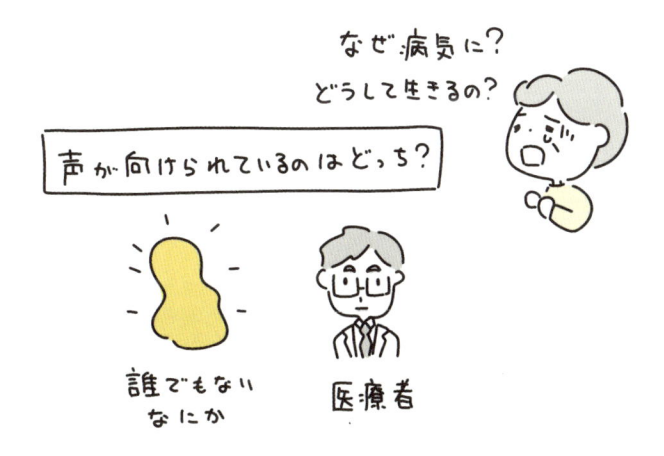

私たちは何かの問いを投げかけられると、解決をしたくなります。医療者は特にその傾向があるようです。それが自分たちに向けられた問いでなくても、緩和ケアのスコアやエビデンスを持ち出して、そこに答えを与えようとしてしまいます。でもそれは、本人にとって意味があることでしょうか。

答えのない、難しい苦しみがあることを認めない限り、私たちはその先に進めません。解決が難しい苦しみがあることを認め、それでも穏やかになれる可能性を探っていきましょう。

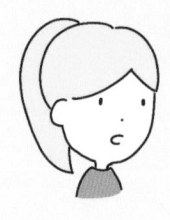

「解決できる苦しみ」には、
どのように対応したらいいのですか?

解決できる苦しみについては、
速やかに解決する手立てを考えましょう。
相手に解決を約束することも大切です。

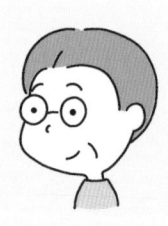

解決が難しい苦しみに対するスピリチュアルケアも大切ですが、
今、目の前にある痛みを和らげたり、不自由さを軽減したりす
る援助は、患者さんが確実に必要としているものです。医療者
だけでなく、患者さんに関わる人みんなで、よりよい方策を考
えていきましょう。

もし相手が解決できる苦しみを抱えているのであれば、速やかに解決するための方策を立て、相手にその苦しみを解決することを約束しましょう。

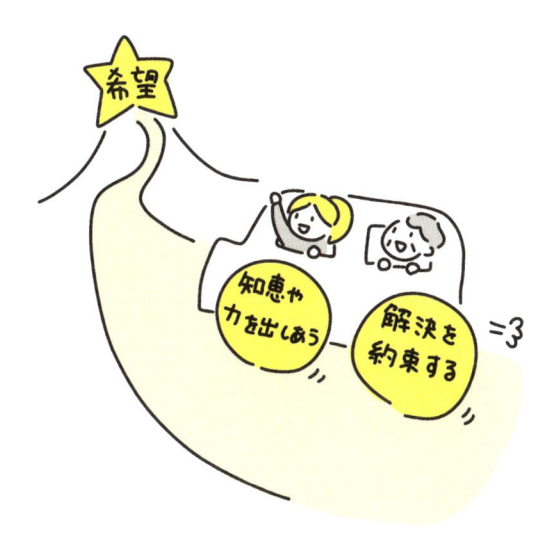

　前述したように、苦しみは「希望と、望ましくない現実の開き」から生じています（➡p.63）。

　望ましくない現実の１つとして、がん性疼痛があります。本当は痛みを感じずに過ごしたいのに、常に鈍い痛みが続いているなら、適切な薬剤を用います。それで痛みが和らげば、苦しみは解決できます。

　他にも、解決できる苦しみはたくさんあります。解決する手立ては、薬など医療に関わることだけではありません。希望に沿った栄養管理や社会保障制度による経済的な支援などは、医療職だけが行える援助ではなく、患者さんに関わるすべての人が、知恵や力を出しあってできる援助です。時には、希望しない検査や治療の差し控えによって解決できる苦しみもあります。

　職種を越えて、一人ひとりが自分が実践できる知識・技術・態度を身につけていくことは、苦しんでいる人が笑顔を取り戻すために大切なことです。

相手の苦しみに気づく

　相手の何気ない言葉や態度に注意を向けることで、短い会話の中でも、相手の苦しみに気づくことができるようになります。

ワーク 相手に「今、気になっていること」を尋ねたら、「悔しい気持ちがあるんです…」という言葉が返ってきた時。その人の苦しみに気づくためにどのように対話を進めますか。

例えば…

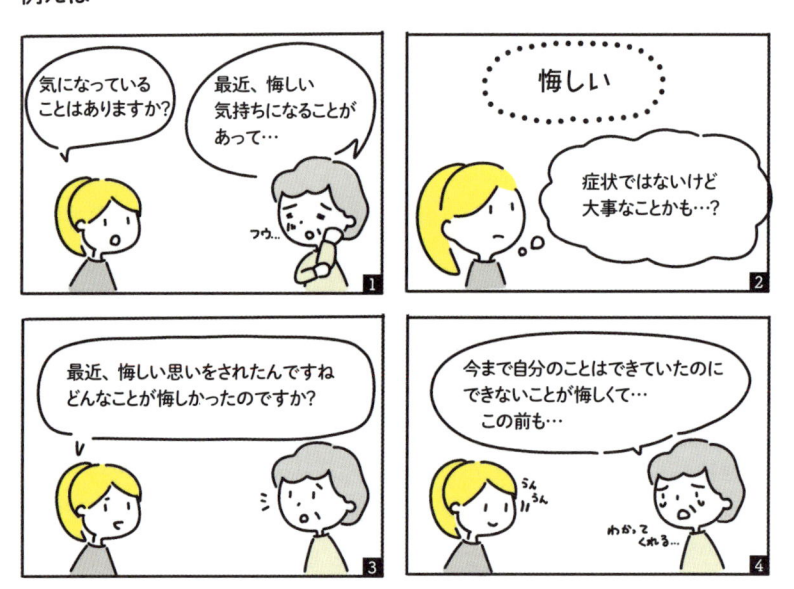

　「悔しい」というマイナスの気持ちをキャッチしたならば、そのマイナスの気持ちの理由を尋ねるとよいでしょう。
　すると、相手からは、マイナスの気持ちの奥に隠された思いがあふれてくることでしょう。相手が抱える、より多くの苦しみについて気づくことができます。

しかし、みんながオープンにマイナスの気持ちを語ってくれるとは限りません。なかなか自分自身の苦しみを打ち明けない人もいます。

ワーク 「今、気になっていること」を尋ねても、「特にない」という答えが返ってきた時。その人の苦しみに気づくために、どのような言葉をかけますか。

例えば…

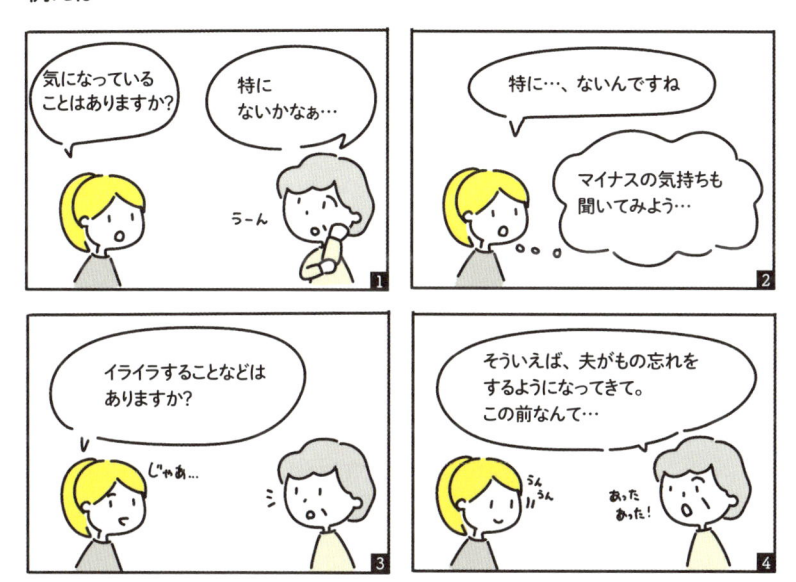

相手から「（気になることは）特にない」などの答えが返ってきたら、「特に…、ないんですね」と間を意識した反復をした後、「最近、イライラすることなどはありますか？」などと尋ねてみます。

これは、私が現場で学んできた相手の苦しみに気づく技法の1つです。あえて、「イライラすることはありますか？」などと、マイナスの気持ちの有無を尋ねてみるのです。すると、今まで胸の内にしまっていたマイナスの気持ちについて、話してくれることがあります。

苦しみに気づく習慣を身につけよう

　どうしたら誰かの苦しみに気づくことができるのでしょう? 多くの人は、よく観察をしようと言います。確かに観察は大切です。しかし、観察するだけで、苦しみに気づくことができるとは限りません。

　1つの例を紹介します。短いニュース番組の映像を見てもらい、番組の内容から出題することを被験者に伝えます。映像を見ている間は、ニュースの内容を注意深く観察してメモを取って記録してもらいます。しかし、視聴後に行った問いに答えることができた人はほとんどいませんでした。視聴している間、ニュースの内容を注意深く観察していたにもかかわらずです。なぜでしょう? その理由は簡単です。出題は、ニュースの内容ではなく、ニュースキャスターのネクタイの色は何色かを問う問題だったからです。私たちは、あるものに注意を向けていると、他のものを見落としてしまうのです。

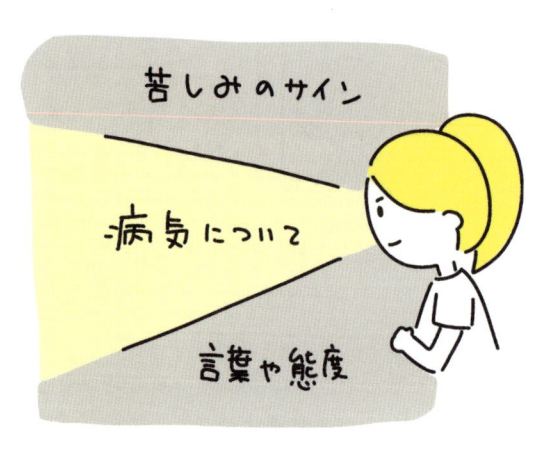

注意深く見ているのは…?

注意深く観察することは大切です。しかし、観察する意識が病気の診断と治療だけに向けられる時、苦しみの大切なサインを見落としてしまうかもしれません。苦しみは、希望と現実の開きであることを意識すると、何気ない相手の言葉や態度に含まれる苦しみのメッセージに気づくことができます（➡p.63）。

　大切なことは、学んだことを普段の生活にいかしていくこと、仕事や家庭において生きた教訓として実践できることです。そのために、苦しみに気づく習慣を身につけることをお勧めします。

　具体的には、日常生活の中で、どんな希望と現実の開きがあるかを意識することです。例えば、車を運転している時、「この交差点は、右折したいと希望しても右折できない現実という苦しみがある」と感じたり、何気ない歌の中に描かれている希望と現実の開きに気づくことができたりします。その訓練こそ、半径5m以内の誰かの苦しみに気づく感性（➡p.13）を磨いていく力になります。

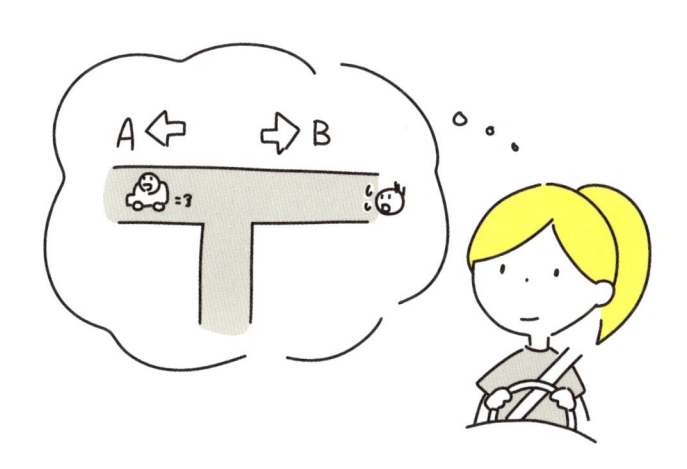

日常的に希望と現実の開きを意識してみる

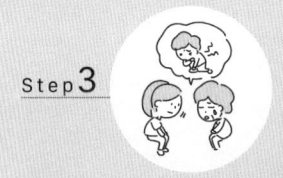

Chapter 3

苦しかった時を振り返る

「解決が難しい苦しみ」にも
答えを与えようとしていたことに
気がついたナナさん。
反復・沈黙、間を意識した対話を重ねることで
患者さんからの信頼が得られてきた手応えを
感じています。
でも…

台所に立つことさえできないのよ…
もう生きている意味なんて何もないわ

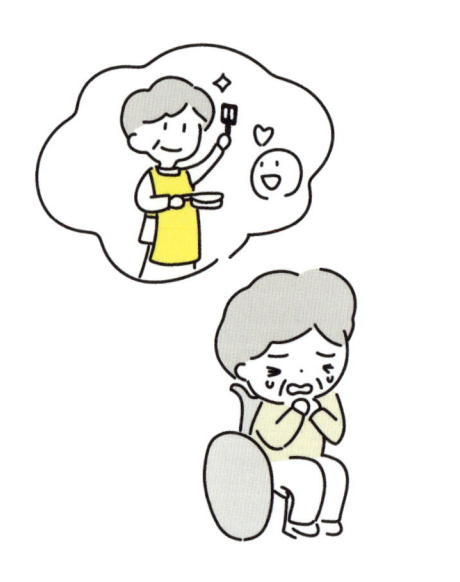
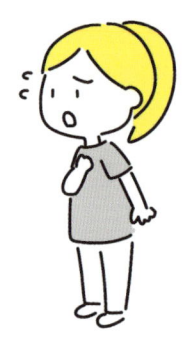

「わかってくれる人」には
近づけたかもしれない、
でもナナさんは患者さんに
笑顔になってほしいのです。

「解決が難しい苦しみ」を抱えながら
穏やかに過ごすなんて無理なのかな……

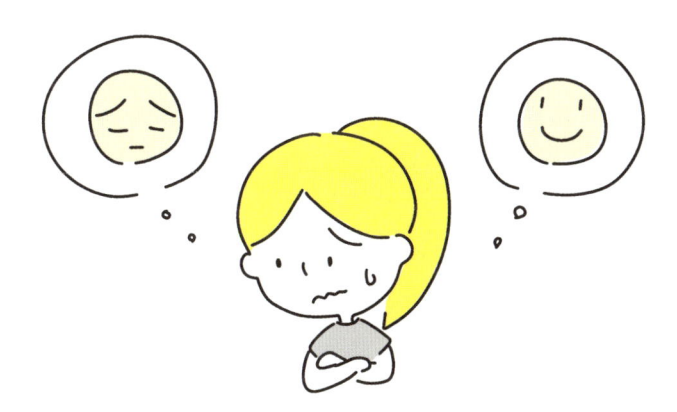

笑顔になってもらうことは、もうできないのかな…

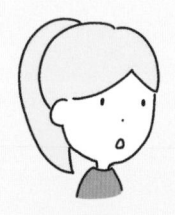

「解決が難しい苦しみ」を抱えた人が
笑顔になるなんて、できるのでしょうか?

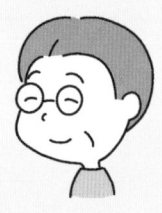

患者さんが今まで支えになってきたものに
ご自身で気づき、
その支えを強めることができれば、
笑顔になれる可能性は十分にあります。

患者さんは闘病中、苦しかった時、つらかった時と向きあって
きたのでしょう。
そこで支えになったもの、がんばれた理由を探すことが
患者さんが穏やかになるための大切な一歩になります。

ナナさんは、「わかってくれる人」と思ってもらうだけでなく、患者さんに笑顔になってほしい、穏やかになってほしいと考えています。

　スピリチュアルケアの目標は、「解決が難しい苦しみ（スピリチュアルペイン）」を抱えながらも患者さんが穏やかになれることでしたね。
　「わかってくれる誰か」がいるだけで、気持ちが落ち着き、穏やかさを取り戻せる人もいます。でも、苦しみを抱えたまま絶望の中で、希望の灯りを見出すことができない人もいます。
　そこで必要になるのが、暗闇の中で希望の灯りを探すことです。希望の灯りを見つけるヒントは、その人が、これまで苦しい時やつらい時にがんばれた理由、支えとなったものです。
　家族、友人、仕事、ペット…その人はこれまで、何を支えにしてがんばってこられたのでしょうか。

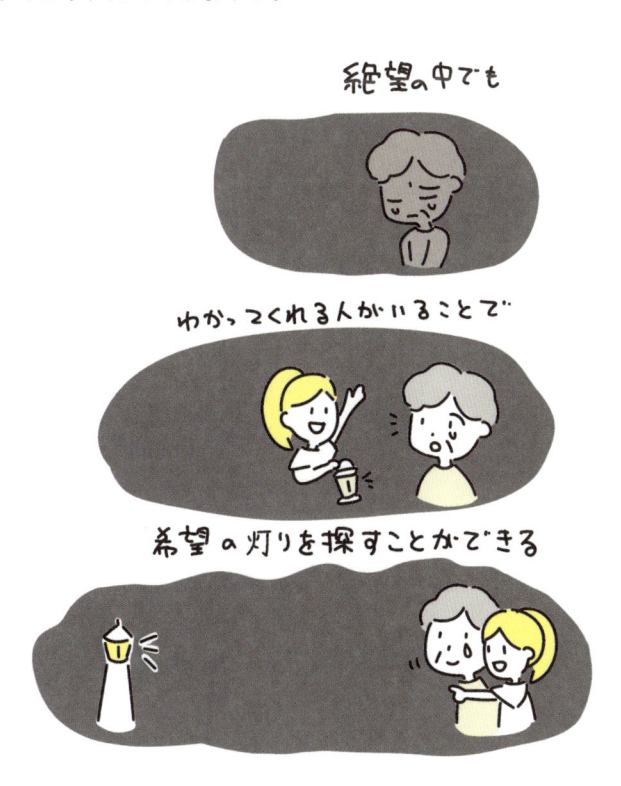

絶望の中でも

わかってくれる人がいることで

希望の灯りを探すことができる

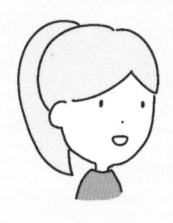

その人の「支え」を探すには、
どうしたらいいのでしょうか?

スピリチュアルな苦しみを抱えた人は、
これから先のことを考えるのが難しいこ
とがあります。
そのような時は、苦しかった時を一緒に
振り返ってみることから始めましょう。

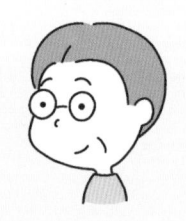

闘病中の苦しいことやつらいことを一緒に振り返ることで、患
者さんの支えとなってきたものが見えてきます。
これまでに学んだ反復・沈黙などの技法も使いながら、丁寧に
お話を伺っていきましょう。

苦しかった時のことを振り返ることで、それまで気づかなかった自らの支えに気づくことができます。自分の支えは、うまくいっている時には気づきにくく、苦しくなった時にはじめて気づきやすくなるものだからです。

　病気をはじめて知った時、闘病中の様子などを振り返りながら、苦しかった時の話を伺ってみましょう。
　ここで使うのは、反復・沈黙の技法に加え、「問いかけ」の技法です。
　例えば、相手が「どうしてこんな病気になったのだろう…」と苦しい気持ちを口にしてきた時。まず、間を使った反復をしながら、1つずつ相手の思いを受け止めます。そして苦しい気持ちを丁寧に味わい、次のように問いかけをしてみます。
　「はじめてこの病気を知った時、どのようなお気持ちだったのでしょうか？」
　「闘病中に、つらかったり、苦しかったことはありましたか？」
　問いかけに対して相手が自分の気持ちを話してくれたら、その言葉を反復し、これまでの相手の苦しみをともに味わいながら、一緒に闘病中の様子を振り返っていきます。

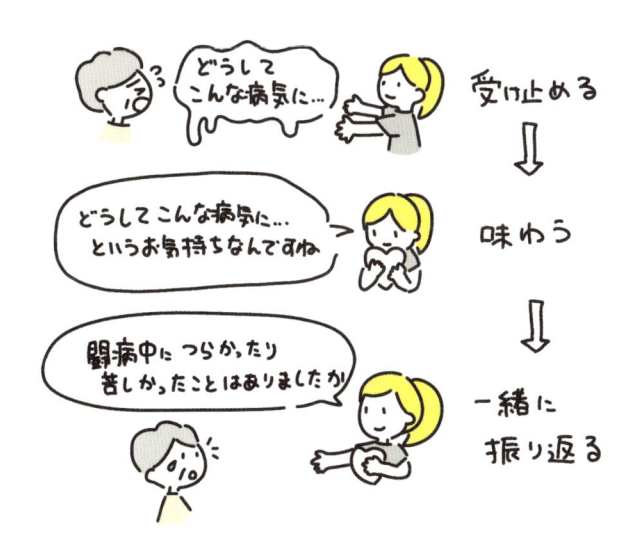

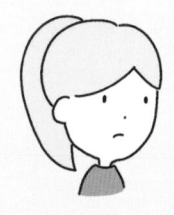

苦しいことやつらいことを振り返ることで、
患者さんがますますつらくなってしまわないでしょうか?

過去を振り返ることは、患者さんがそ
れまで気づかなかった大切な何かを
思い出すきっかけになります。
相手のマイナスの気持ちも否定せず、
丁寧に聴いていきましょう。

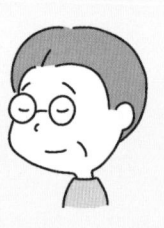

闘病中を振り返るための問いかけは、慎重に進めます。
「問いかけ」の技法を使うには、相手との信頼関係が構築され
ていることが前提です。安易に進めてはいけません。

ナナさんは、苦しかった時のことを言葉にするのは、患者さんの負担になるのではないか、と考えているようです。ただでさえ苦しい思いを抱えている患者さんがさらにつらくなってしまうのでは、と心配になってしまうのかもしれません。

　苦しかった時のことを振り返るタイミングとしては、相手の気がかりを丁寧に聴き（こちらが知りたいことから聞くのではなく）、ひと通り気持ちを伝えきってもらった後のほうがよいでしょう。
　患者さんは、「あれもできなくなった、これもできなくなった」と、気がかりを話していきます。気持ちも、どんどん下に沈んでいきます。
　でも、マイナスの気持ちも否定せずに聴いてくれる援助者との対話から信頼関係が生まれ、苦しかった時の振り返りを通して、自分にとって大切な何かの存在に気づくことがあります。
　何気ない友人の言葉があたたかいこと、そばに家族がいるだけで安心できること…それまで見えなかったものが見えてくるのです。その瞬間、今までの光景が変わり、真っ暗闇の中に小さな灯りを見つけたような感覚になります。

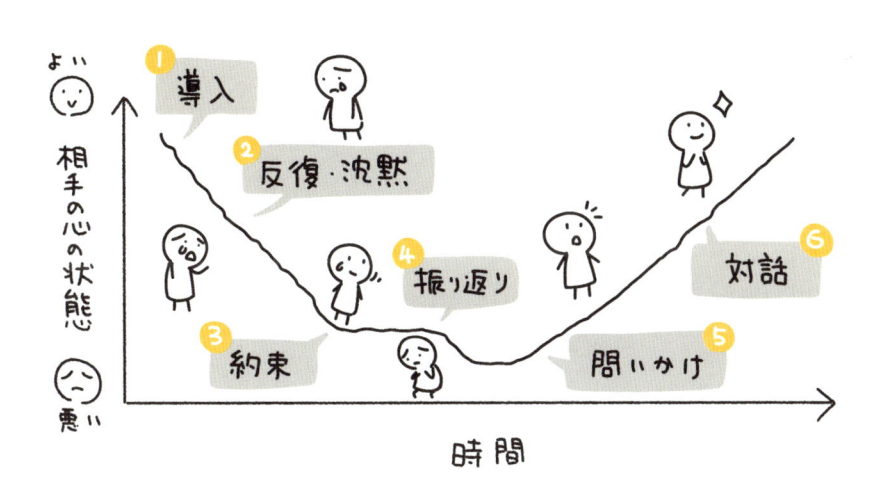

苦しかった時を振り返る
問いかけの技法❶

　問いかけの取り扱いには、十分注意する必要があります。問いかけは、本人が意識していない自分の心の内側を見つめ、その中から大切な宝物を探し出し、言葉にする作業です。プライベートな内容に踏み込んでいくのですから、信頼関係がなければ、相手はかえって心を閉ざしてしまうでしょう。

ワーク　初対面の患者さんに「今、気になること」を尋ねたところ、治療をがんばってきたのにがんが再発してしまった、という悔しい思いを話してくれました。この後、どのように対話を進めますか。

例えば…

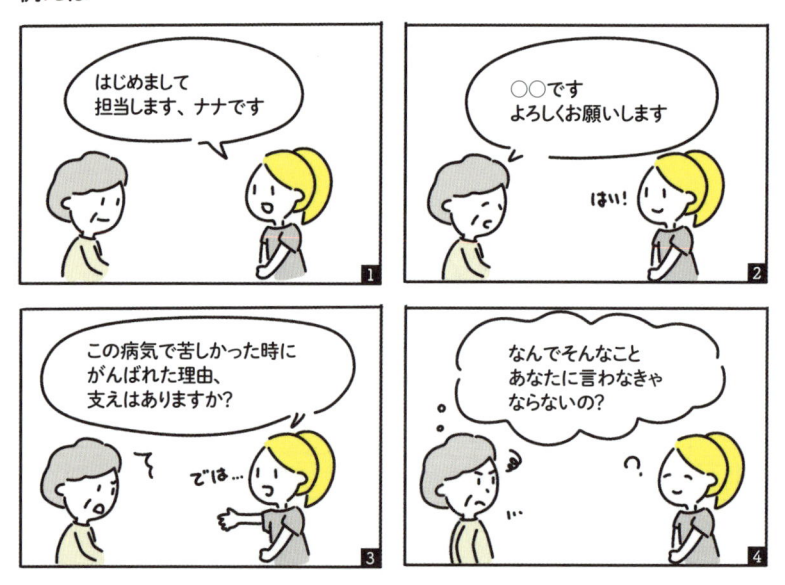

　お互いのことを何も知らないのにいきなりプライベートな内容について問いかけたら、相手が黙ってしまうのも当然です。ここでは、相手の

「一生懸命治療してきたこと」「再発してしまい悔しく思っていること」を丁寧に反復し、自分が相手を理解しようとしていることを伝えましょう。

では、対話の中で、いつごろ問いかけを行うとよいのでしょう。

一般的には、まずは相手の気がかりを丁寧に反復・沈黙をしながら聴き、ひと通りの思いを聴き終わった後がよいと考えています。

ワーク 丁寧な反復・沈黙を繰り返しながら気がかりを伺ったところ、相手は「あれもできなくなった」「これもできなくなった」「なんでこんな病気になったんだろう」と、気になることを次々と話してくれました。ここでどのように対話を進めますか。

例えば…

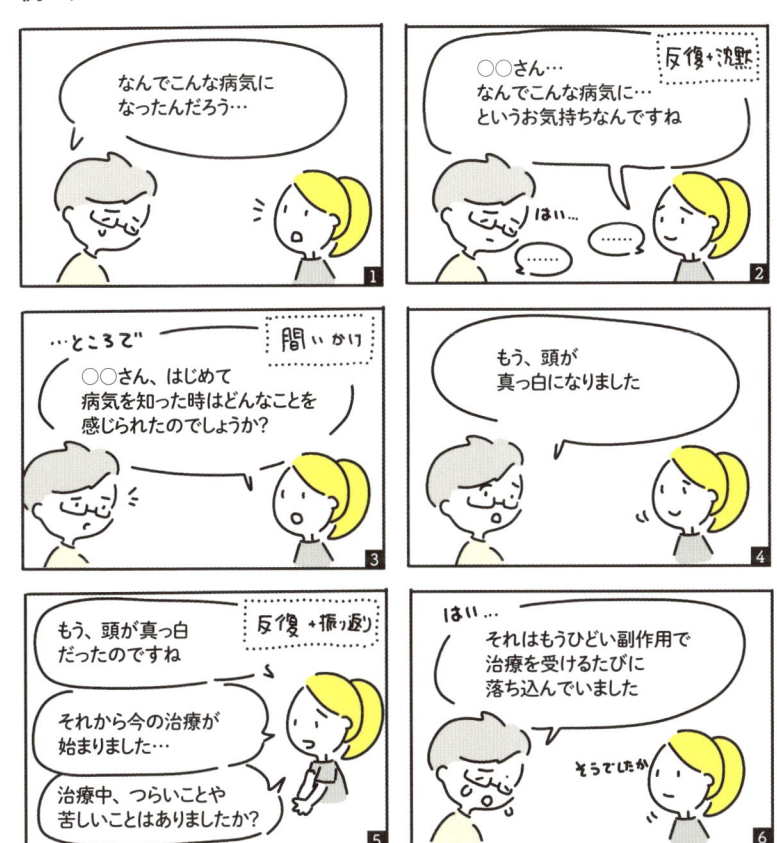

これまでのことを振り返った後に問いかけが入ると、それが自分の支えに気づくきっかけになることがあります。そんな時は、沈んでいた表情が変わっていきます。

　ここで避けたいのは、相手の気持ちが下がっているのに、こちらの聞きたい質問を次々と続けることです。スピリチュアルペインのアセスメントとして、こちらが聞きたい質問をくり返し続けることは、相手を理解するためには有用です。しかし、対話の中で、穏やかさを取り戻していくことはできません。対話の中で、相手が自分の支えに気づく流れを妨げないためにも、質問攻めは避けたいと思います。

　さらに避けたいのは、相手の気持ちが下がりきったところで、こちらの携帯電話が鳴ったり、ナースコールで呼び出されたりして、その場を離れてしまうことです。せっかく信頼関係を構築して、心を開く準備ができているところで外からの邪魔が入ることは、可能な限り避けたいと思います。

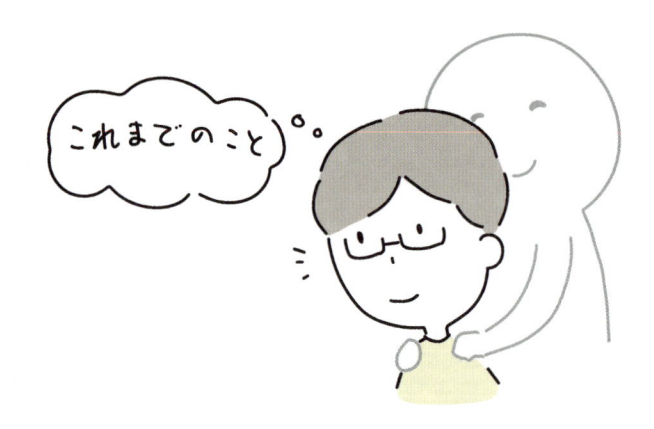

「事実」を離れ、
相手の世界観をそのまま受け止める

　反復をすることは、相手と同じ気持ちになることではない、とお伝えしました。これは、「相手の気持ちになって考えよう」「まずは共感しよう」という、よく言われる援助の基本とは少し異なります。

　相手が楽しい話をする時、それを反復することは簡単です。
「孫が大学に合格したんですよ」
──「お孫さん、大学に合格されたんですね」
　ここでは、相手の気持ちに近づいて一緒に喜ぶことができます。
　しかし、死を前にした人から聞かれるのは、嬉しい言葉ばかりではありません。「早く死にたい」「生きていても仕方がない」、こういった相手の思いに近づこうとすると、私たちはそれを否定したくなります。
　「そんなこと言わないでください」「そんなことを言ったら、ご家族が悲しみますよ」、ついそんな言葉をかけたくなってしまうのです。
　でも、これは相手にとって「わかってくれる人」の聴き方ではありません。自分の言葉を否定されたら、「この人は自分のことをわかってくれない」と、相手はこころを閉ざしてしまうでしょう。

　「わかってくれる人」になるためには、相手の話をそのまま受け止めます。相手が「昨日一睡もできなくて…」と言えば、たとえ6時間眠っていたとしても、「昨日は一睡もできなかったんですね」と返します。相手が「来年も桜を見たい」と言えば、たとえあと1週間ほどのいのちしかない人にも「来年も桜を見たいんですね」と返します。
　相手の言葉が事実かどうかは関係ありません。相手の世界観をそのまま、受け止めるのです。

Chapter 4

Step 4

苦しかった時、
がんばれた理由（支え）に
ついて問いかける

Step 5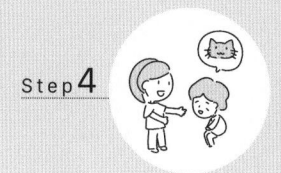

支えを強める対話を重ねる

苦しかった時のことを
患者さんと一緒に振り返ったナナさん。
患者さんの表情が少しずつ変化していくことに
気づきました。

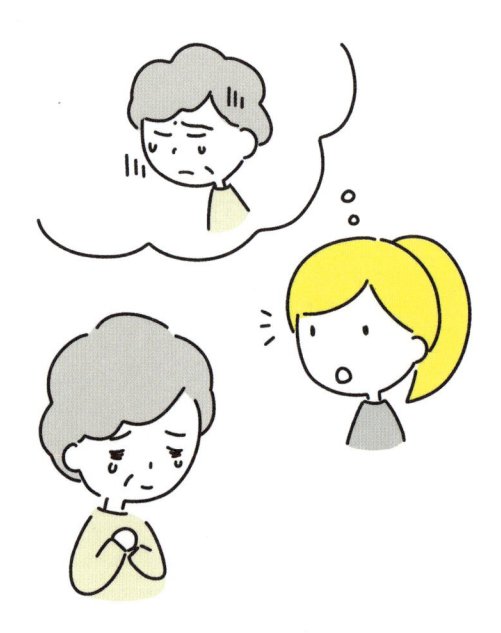

患者さんがここまでがんばってこられたのは
なぜなんだろう?

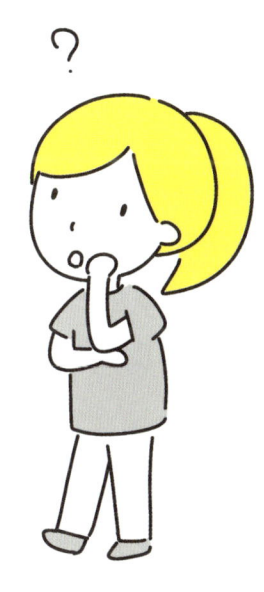

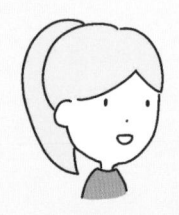

これまで苦しかったことを振り返る対話の中で、
どうすれば患者さんの支えを見つけられますか?

苦しかった時にがんばれた理由、
支えになったものについて
尋ねてみましょう。

患者さんの苦しかったことやつらかったことを丁寧に聴いたと
ころで、次の段階に進みましょう。
その時にがんばれた理由や、支えとなったものを振り返るため
の問いかけをします。

ナナさんは、患者さんが苦しかったことを一緒に振り返りました。闘病中のつらいことを思い出しながらも、患者さんの表情が少し和らいできたように見えたのはなぜでしょうか。

それは、患者さんが今の苦しみから少しだけ離れ、つらかったことを俯瞰的に見つめることができたから。さらに、気づかなかった大切なものが見えてきたからかもしれません。

ここで、患者さんの支えを探す問いかけをしていきます。

例えば、こんな感じです。

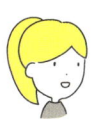 治療中に苦しかったことはありましたか？

それはもう大変でした。
抗がん剤で手足はしびれるし、身体はだるくなって…。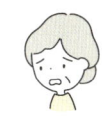

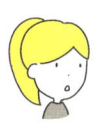 大変だったのですね。手足のしびれ、そして身体のだるさですね。どうでしょう、振り返ってみて、闘病中にがんばれた理由、支えになったものはありますか？

（目を閉じて、少し考えごとをしながら）
……やはり家族ですね。夫と子どもたち、そして、産まれたばかりの孫。孫の成長を見守りたくて。どんなにつらくても耐えられたのは、この家族がいたからです。

支えは、家族や友人などの"人"とは限りません。例えば、仕事を続けること、自分の家で過ごすこと、治療を続けることなども、大切な支えになります。

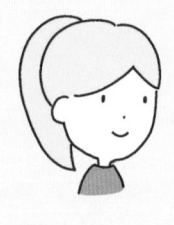

相手の支えが見えてきたら、
どうしたらいいのでしょうか?

支えを強めるための対話をしましょう。

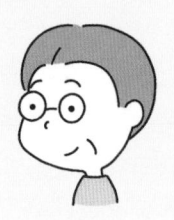

「○○さんにとっての支えは、ご家族ですね」だけで、対話を
終えてしまってはいけません。
支えを強めるためには、さらに対話が大切です。暗闇の中でと
もった小さな灯りを消さないよう、対話で強めていきましょう。

患者さんとナナさんの対話の続きを見ていきましょう。
患者さんの支えとして、「家族」というキーワードが出てきました。
ここから支えを強める問いかけをしていきます。

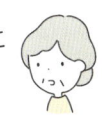

…どんなにつらくても耐えられたのは、この家族がいたからです。

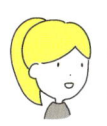

ご家族が支えですね。ご家族がいたから耐えられたのですね。どんなご家族ですか?

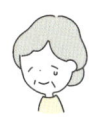

私が病気になってからは、夫は仕事を休んで必ず病院まで送ってくれるようになりました。娘は孫の顔を見せに1週間に一度は来てくれるんですよ…かけがえのない家族です(涙)。

相手が大切にしている支えが見えてきたら、「他にはありますか?」などと別の支えを探す問いかけなどはせず、見えてきた支えについて、さらに対話を重ねます。相手の支えについて丁寧に対話を続けることで、支えを強める援助を実践することができます。

また、患者さんも問いかけに答えていく中で、今まで気づかなかった自分の支えを意識化することができます。明るい時は見えない星が暗くなるにつれ見えてくるように、対話によって支えが見えてくるのです。

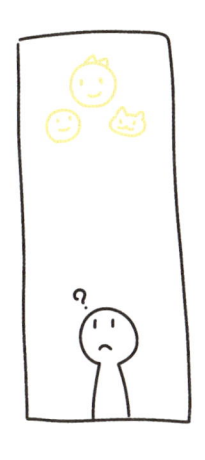
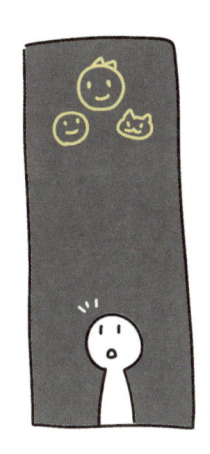

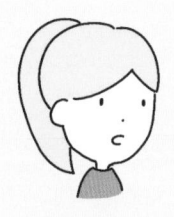

どうすれば、支えを強める対話が
できるのでしょうか？

支えを強める対話を進めるには、
少し視点を変えた問いかけの仕方を
意識するとよいでしょう。

支えを強める対話のキーワードは、「過去・未来」「事実・思い」
を意識した問いかけです。
難しく聞こえるかもしれませんが、大丈夫。わかりやすく説明
します。

次の視点を意識することで、支えを強める対話ができるようになります。
例えば、お子さんが支えであることがわかったとしたら…

1 過去の事実
まずは相手が答えやすい対話から始めます。
例「お子さんは何人ですか？」「何歳ですか？」

2 過去の思い
少し対話が進んだところで、話を深めていきます。
例「どんなお子さんですか？」
「お子さんを自慢に思えることにはどんなことがありますか？」

3 未来への思い
過去について丁寧に対話しながら、あるところで未来に向けて話を
進めます。
例「お子さんについて、これから何があると嬉しいですか？」
「将来どんな大人になってもらいたいですか？」

4 未来への行動
未来への思いを聴きながら、これから相手が具体的にできることを
伺います。
例「○○があると嬉しいとのことですが、Aさんにこれからできる
ことには、どんなことがありますか？」

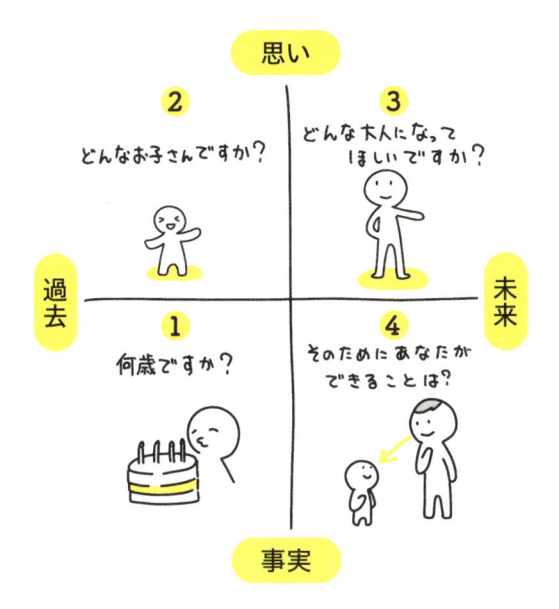

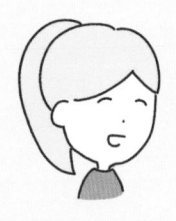

支えにはどのようなものが
あるのでしょうか?

その人が穏やかでいられるための支えは、
人それぞれです。当然、強め方も異なります。
それぞれの強め方を見つけるために、
その人が「穏やかだと思える理由」を
3つに分けて考えてみましょう。

解決が難しい苦しみを抱えながらも穏やかだと思える理由(支え)は、次の3つに集約されます。
選ぶことができる自由、支えとなる関係、将来の夢──この3つに分けて考えてみると、支えを強めるために私たちができることが見えてきます。

私たちが相手の支えを見つけて、強める目的をおさらいしておきましょう。

　ポイントは、「苦しみがあるから穏やかではいられない」という発想を見直すこと。いくら最善を尽くしても、苦しみをすっかり取り去ることはできません。

　でも、苦しみを抱えながらも穏やかだと思える理由を一緒に探し続け、それを強めることで、相手が穏やかになれる可能性は残ります。これが支えを強める目的であり、スピリチュアルケアの目指すところです。

　一人ひとり好みが違うように、「穏やかだと思える理由」も様々です。多様性のある理由の中で、共通する３つの枠組みがあります。

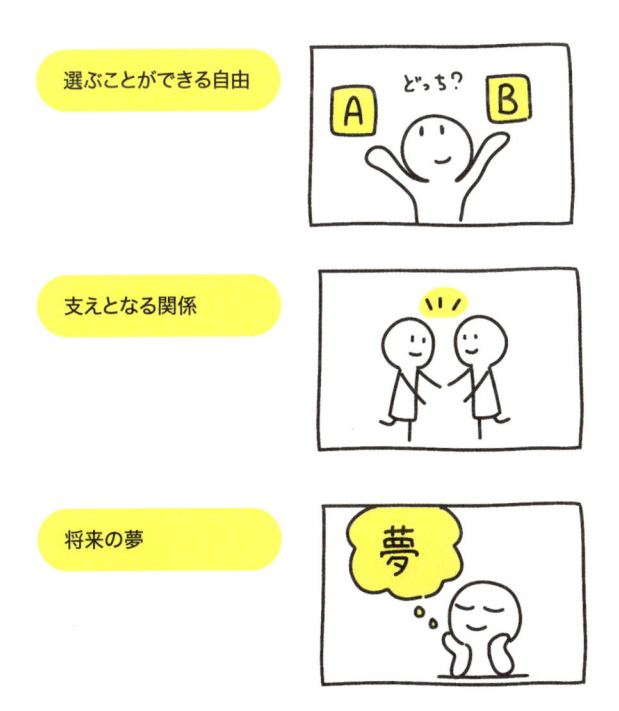

選ぶことができる自由

支えとなる関係

将来の夢

　この３つの枠組みに沿って、支えを強める対話を進めていきましょう。

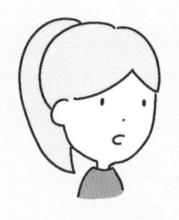 「選ぶことができる自由」とは、
なんでしょうか?

「選ぶことができる自由」というと、
抽象的で難しいと感じるかもしれませんね。
まずは、何を選ぶことができると、
その人が笑顔になれるのかを考えてみましょう。

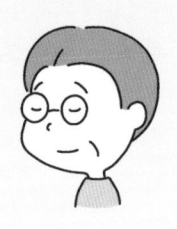

普段、私たちには選ぶことができる自由があります。
例えば、今日の夕食や、明日の予定などを誰かに決められてしまい、自分ではまったく選ぶことができなかったら、つらいですよね。
「選ぶことができる自由」は基本的人権であり、相手の尊厳を保つために、意識して守らなければならないものです。

苦しみがあっても穏やかと思える理由の1つ、「選ぶことができる自由」について具体的に見ていきましょう。

まず、「この人は、何を選ぶことができると笑顔になるだろうか」と考えてみてください。苦しくても笑顔になれる理由を探すための、9つの視点を紹介しましょう。

1 療養場所：どこで過ごすと穏やかになれるのか

2 心が落ち着く環境・条件：何があれば心が落ち着くのか

3 尊厳：どんな配慮があれば、尊厳を守ることができるのか

4 希望：本人の希望、大切な誰かへの希望はどのようなものか

5 保清：どのような方法で保清の維持ができれば穏やかに過ごせるか

6 役割：何があれば誰かの役に立てる、役割を担えると思えるか

7 ゆだねる・手放すこと：どうすれば、こだわってきた選択肢を他にゆだねることができるか

8 栄養：どのような栄養、摂食嚥下の配慮があれば穏やかになれるか

9 お金：どのような経済的な配慮があれば安心か

相手の支えが見えづらく、どこから関わってよいかわからない場合があります。そんな時もこの9つの視点を意識するだけで、支えとなるものが浮かび上がり、関わる方策が見えてきます〔詳細は『死を前にした人に あなたは何ができますか？』（医学書院, 2017）を参照〕。

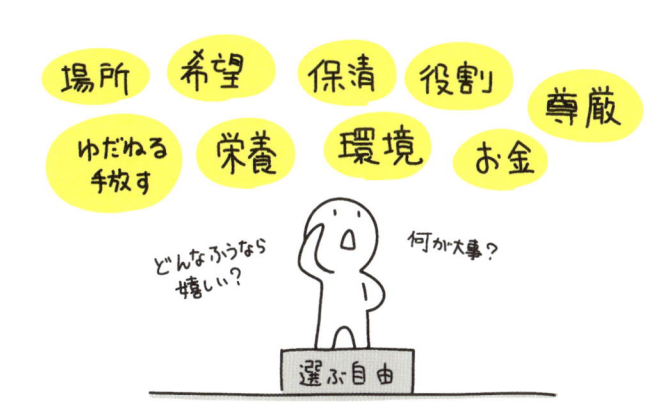

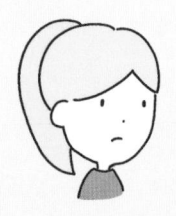

なぜ「選ぶことができる自由」を
9つに分類するのでしょうか?

「選ぶことができる自由」を分類するということではありません。ご紹介した9つのポイントは、「患者さんが笑顔になれる理由(支え)」に気づくための視点です。

9つの視点は、支えを見つけるための枠組み、ヒントです。
様々な視点から見ることで、支えが見つけやすくなります。
分類することが目的ではないので、「これは希望かな? 尊厳かな?」などと悩む必要はありません。

尊厳や希望といった9つのポイントは、支えに気づくための視点です。

　視点を変えることで別の支えが見えてくるだけでなく、別な視点から同じものが見えてくることもあります。

例えば…

　いのちが限られたお母さんと関わるナナさん。

• 「穏やかだと思える理由はなんだろう。お母さんの〈希望〉とは？」と本人と一緒に考えます。

→本人（お母さん）は子どもがこれからも元気でいてほしいと願っている。子どもがなついている義母に子どもの世話をお願いすることが一番安心できるのではないか？…と気づきます。

• 「子どものこれからについて、誰に〈ゆだねる〉ことができると穏やかになれるのだろう？」と本人と一緒に考えます。

→今も子どもの世話を助けてくれている義母に子どものことをゆだねることができれば、穏やかになれるかも…と気づきます。

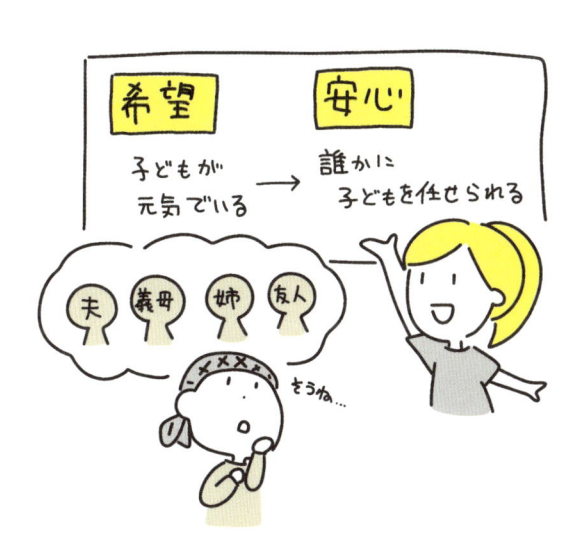

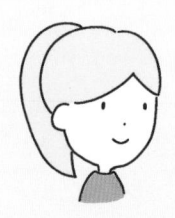

苦しみがあっても穏やかと思える理由の1つ、
「支えとなる関係」とは、なんでしょうか?

「自分のことを心から認めてくれる
誰かとの関係」のことです。
多くの人がまず思い浮かべるのは、
家族や友人ではないでしょうか。

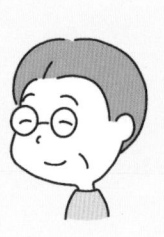

解決が難しい苦しみを抱えた人であっても、
自分のことを心から認めてくれる誰かとの「支えとなる関係」
があれば、人は強くなることができます。

普段はそばにいるのが当たり前のように思えている家族や友人であっても、人生を左右するような一大イベント、特に苦しい状況に陥ったような時に、その存在の大きさがわかります。

例えば…

- 苦しい時、心配そうに、いつもそばによりそってくれるペットがいた。だからここまでがんばって生きてこられた。
- 治療は逃げ出したくなるほど嫌だった。でも、回復を信じて治療をしてくれた医師や看護師さんの存在があったから、治療を続けることができた。
- 孫の結婚式には歩いて参加したいと思い、つらいリハビリでもがんばって歩けるようになった。孫の存在があったから、前を向くことができた。

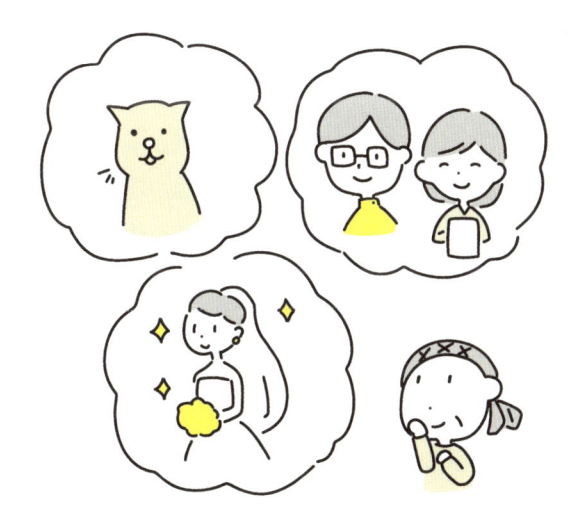

　順調に生活をしていると、自分は1人で生きられる、支えとなる誰かとのつながりはかえってわずらわしい、と感じる人もいます。

　でも、病を得て今までできていたことができなくなっていく時、それまでの世界観は変わってきます。自分1人で生きてきたのではないと感じるようになり、周りへの感謝の気持ちが芽生える場合が少なくありません。

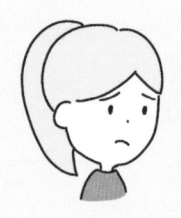 支えとなる友人や家族がいない、
という患者さんもいます…。

「支えとなる関係」は、
目で見えるものだけではありません。
すでに亡くなった家族や友人、
あるいは人を越えた存在として、
信仰や自然も大切な支えになります。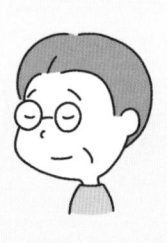

病気のために仕事を失い、職場の仲間とのつながりが切れて
しまったり、友人と疎遠になってしまう人もいます。
でも、どんな人であったとしても、その人のことをあたたかく
見守り、応援してくれる誰か（何か）はいます。

患者さんの中には、自分だけ1人ぼっちで、誰からも必要とされないと苦しむ人もいるかもしれません。そのような時だからこそ、目に見えない誰かとのつながりが重要となります。私は、このような支えを「目に見えない伴走者」と考えています。

例えば…
- 亡くなった母が、いつも心の中で支えになってくれている。
- 山や川、太陽や海、自然そのものが、自分の存在を包むように一体となっている。自分は決して1人ではない。
- 神さまが、どんな時にも、これでよいと自分を認め、赦してくれている。

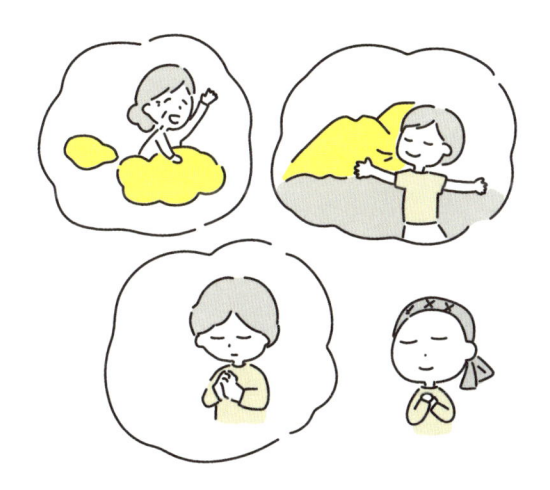

　支えとなる関係は、苦しみが大きいほど、その存在の大きさが実感されます。そして、その支えとなる関係を得た人は、解決が難しい苦しみを抱えていたとしても、穏やかさを取り戻していきます。これが、支えとなる関係の基本的な考え方です。

　でも、どれだけ丁寧に対話を重ねても、10人中1人か2人くらい「支えなどない」と答える人に出会います。誰かに頼ることなく、どんな困難も1人で乗り越えてきた自負がある人たちです。そういった場合は、本人にとって何があると安心かを伺う問いかけをしてみましょう（➡ p.116）。

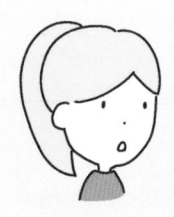

「支えとなる関係」を強めるために、
私たちには何ができるのでしょうか?

私たちにできることは、
支えとなる人や支えとなる関係について
対話を重ねることです。

支えとなる関係を強めるために私たちにできるのは、
その誰か (何か) を一緒に見つけ、その誰か (何か) について
対話をすることです。
相手の「支えとなる人」はどんな人なのでしょうか。そこから
対話を始めてみましょう。

対話の中で、相手にとって大切な「支えとなる関係」が見えてきたナナさん。どうしたらその「支え」を強め、患者さんが穏やかになれるのか、考えているようですね。

　「支え」について相手と対話をすることで、患者さんの支えを強めることは、すでにお伝えした通りです（➡p.96）。ここでは、「支えとなる関係」を強める対話の進め方を考えてみましょう。

　相手にとって、支えとなる人は、どんな人でしょうか。

　優しい人なのであれば、優しいと感じた過去のエピソードについて、お話を伺ってみましょう。いざという時に頼りになる人ならば、「頼りになる」と思えた印象深い出来事がありそうです。そのお話を伺ってみましょう。

　こういった対話を重ねることが、支えを強めることになります。

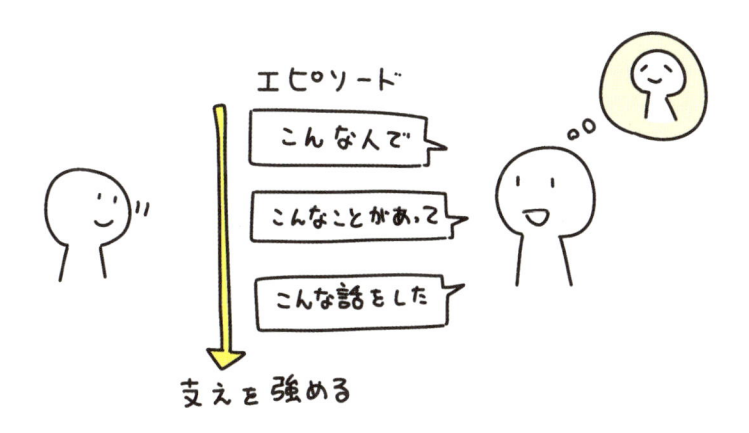

　「支えとなる関係」があることで、苦しみがあっても人は穏やかになれる可能性が見えてきます。さらに、私たちが「支えとなる関係」を強めていくことで、病状が進んでも、患者さんは穏やかさを保つことができるでしょう。

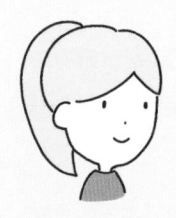

苦しみがあっても穏やかと思える理由の１つ、
「将来の夢」とは、どのようなことでしょうか?

将来の夢は、
多くの人にイメージしやすい概念です。
「家族と旅行に行きたい」
「故郷にもう一度帰りたい」など、
自分が将来叶えたい願いのことです。

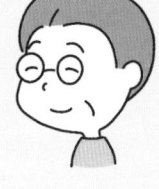

たとえ解決が難しい苦しみを抱えていたとしても、将来の夢を
しっかりと描くことができれば、それは今の困難に耐える力と
なります。
相手の「将来の夢」を探し、それを強めていくことは、私たち
にできる大切な援助です。

「将来の夢」は、過去の出来事から生まれた夢や目標に向けて、今を生きようとする大きな力です。

　例えば、アスリートは基礎体力向上のために、厳しいトレーニングを積みます。「オリンピックに出たい」などの将来に向けた夢があるからです。この「将来の夢」が、現在の苦しさに耐える力となっているのです。

　しかし、人は大きな困難に遭遇すると、将来が見えなくなってしまうことがあります。

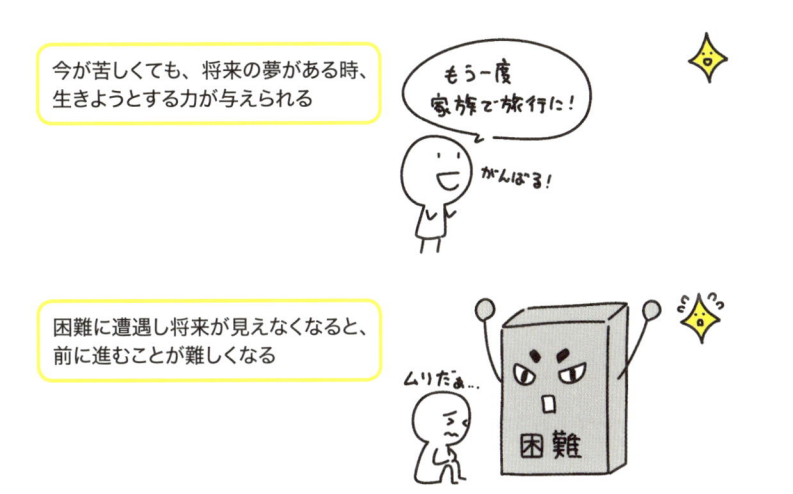

今が苦しくても、将来の夢がある時、生きようとする力が与えられる

困難に遭遇し将来が見えなくなると、前に進むことが難しくなる

　苦しい時、これまでの人生を振り返ると、その人にとって大切な支えに気づくことがあります。すると、将来の夢を再発見することができます。その夢は、解決が難しい苦しみの中であったとしても、前に進む力となります。

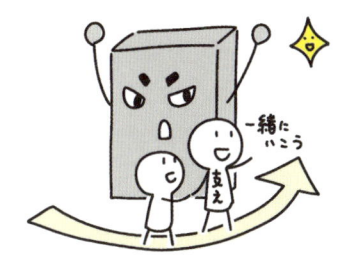

支えとともに前に進んでいく

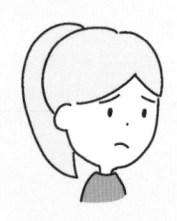

限られた時間しか残されていない人に、
「将来の夢」を持つことなんてできるのでしょうか?

たとえ残された時間が短いとわかってい
たとしても、将来の夢を描くことはできます。

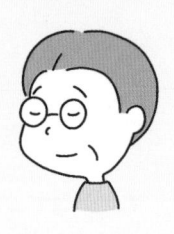

今まで生きてきた過去を丁寧に伺う中で、何かしらやりたいこ
とが芽生えてくることがあります。「桜が見たい」「しばらく会っ
ていない友人に会いたい」など、一つひとつが大切な夢です。
そして、自分が亡くなった後についての夢も、本人にとって確
かな支えになります。

将来の夢は、今私たちが生きている世界でのこととは限りません。
死を超えた将来の夢も、本人にとって、確かな支えとなります。

死を超えた将来とは、自分が亡くなった後のことです。
死を超えた将来とは、どんなものなのでしょう。

例えば…

- ここまで生きてこられたのも、
  亡くなった戦友たちが見守って
  くれたから。向こうの世界に
  行ったら、彼らに会ってお礼が
  言いたい。

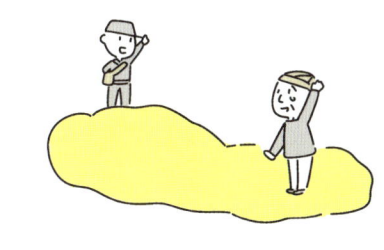

- 亡くなった後も、向こうの世界
  から、子どもたちや孫たちの成
  長を見守りたい。

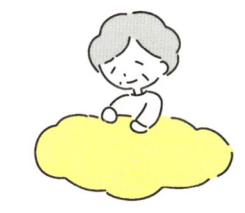

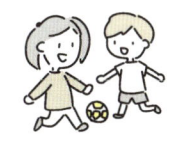

　死を超えた将来は、目で見えるものではありません。でも、見えない
ものを信じる思いがあれば、死を目の前にしても、穏やかさを保つこと
は難しくはありません。大切な誰かとのつながりを感じながら、誰かを
これからも思い続けることは可能です。

　ここでも私たちができることがあります。それは、死を超えた将来に
ついて、相手と対話を交わすことです。「いつも○○さんが近くで見守っ
てくれているのですね」「△△さんもお子さんのそばで見守ることがで
きますね」…そういった対話が、死を超えた将来の夢を強めてくれるで
しょう（ただし、相手の死生観に関わる対話は、慎重に進める必要があ
ります）。

その人の「支え」を見つける
問いかけの技法 2

　反復・沈黙を重ねながら苦しかったころを振り返り、支えとなったものを伺っていくと、それまで気づかなかった大切な誰かとのつながりを思い出す人がほとんどです。でも中には、支えなどなかった、という人もいます。

　ワーク　闘病中のことを話す中で、「病気になって悔しい」と繰り返す患者さん。会社経営を続けながら、苦しい治療も自分1人で乗り越えてきたと言います。支えを見つけるために、どのような問いかけをしますか。

例えば…

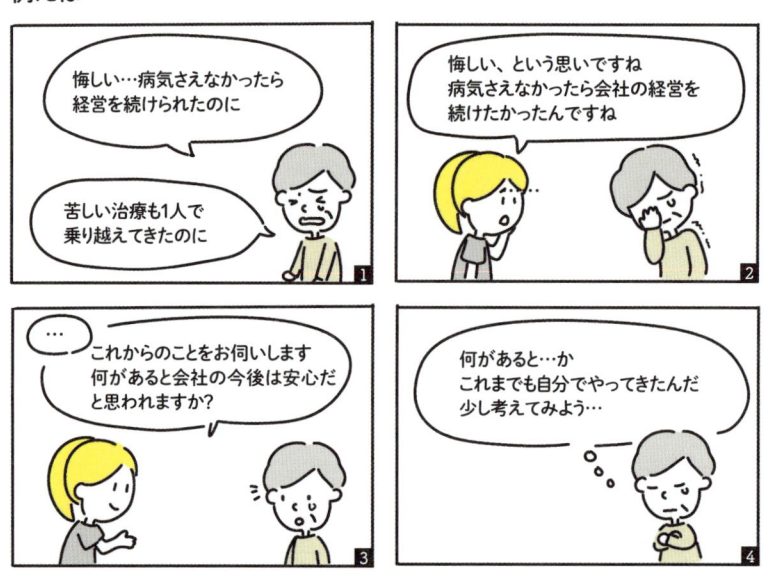

　これまで誰にも頼らず、どんな困難も乗り越えてきた自負がある人にとって、支えとなる誰かなどいない、と思うことは不自然ではありません。

しかし、病状が進んでくると、「こんな状態で生きているくらいなら、死んでしまいたい」という思いをぶつけてくることがあります。このような時は、これからの安心を伺う問いかけが役立ちます。

　また、家族が支えであることに気づいた人でも、その家族と別れることを考え、再び気持ちが落ち込んでしまうことも少なくありません。家族と一緒に過ごしたい、だからもっともっと生きていたいと嘆き悲しむ人たちです。

ワーク　2人の子どもを支えに、苦しい治療を乗り越えてきた患者さん。近い将来、子どもたちと別れることを思い、気持ちが沈みがちです。その思いを反復・沈黙をくり返しながら聴いた後、どのような問いかけをしますか。

例えば…

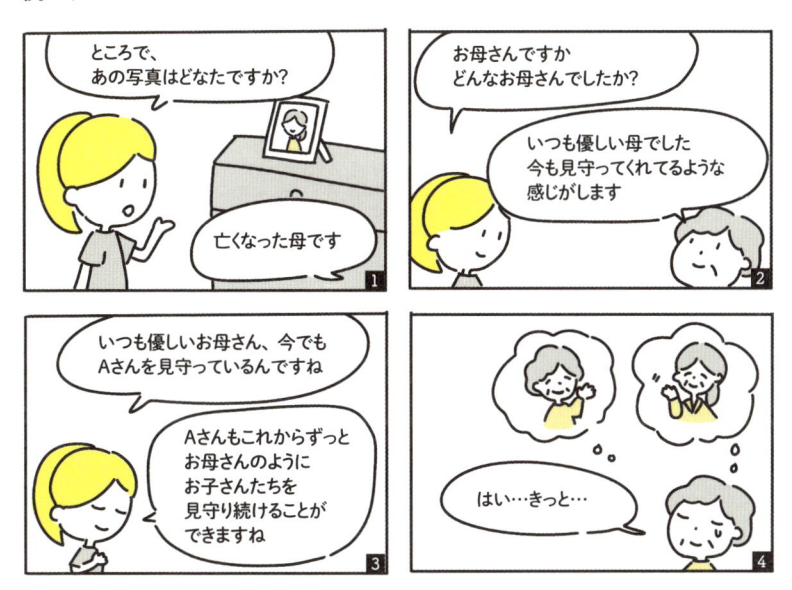

　大切な家族や友人とのつながりが支えであった人にとって、その人たちと別れることは、耐えがたい苦しみです。しかし、死を超えた将来に

おいても、大切な誰かとつながっていると思えた時、穏やかさを取り戻していきます。

　先に逝っている人がどこであなたのことを見守っているかを問いかける技法は、死を超えた将来においてもつながりを築く援助として、心に留めておきましょう。

　この章の最後に、もう1つだけ強調しておきたいことがあります。
　それは、「もしあなたに支えとなる誰かがいなかったとしても、あなたは誰かの支えになることができる」ということです。
　そして、誰かの支えになることが、あなた自身の支えになります。
　誰かを支えることで、自分が支えられることもある──そんな視点も大切にしたいと思っています。

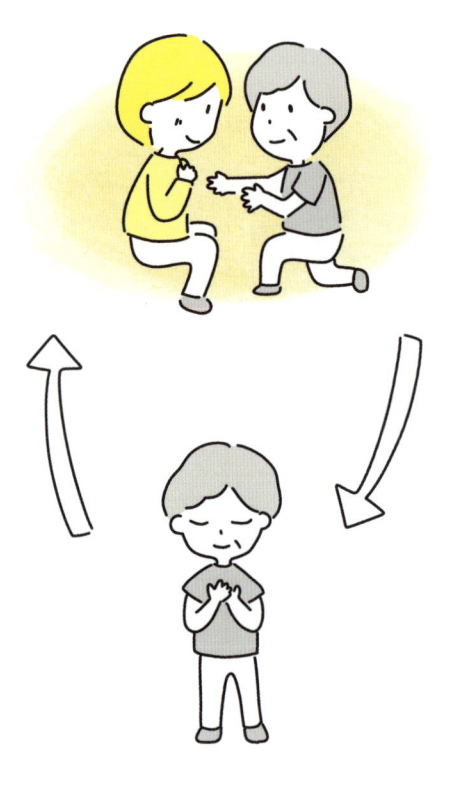

グリーフケアの重要性

　なぜ大切な人を失うと悲しい気持ちになるのでしょう？ あたりまえと思うことであっても、言葉にして援助の可能性を探ることは大切です。私たちは、大切な人と絆（支えとなる関係）を築いていきます。大切であればあるほど、絆は太く強固なものとなります。そして、その人との死別によって、絆が切れ、支えを失うこととなります。生きていてほしい、そばにいてほしいという希望に対して、目に見えない存在になってしまう現実との開きは解決が難しい苦しみです。

　では、大切な人を失い悲しんでいる人は穏やかにはなれないのでしょうか？ グリーフケアのアプローチも、スピリチュアルケアと同じです。たとえ解決が難しい苦しみを抱えたとしても、自らの支えに気づいた人は、穏やかさを取り戻していきます。

　グリーフケアの研究で著名なウォーデンは、4つの課題を唱えました。**1** 喪失の現実を受け入れること、**2** 悲嘆の痛みを消化していくこと、**3** 故人のいない世界に適応すること、**4** 新たな人生を歩み始める途上において、故人との永続的なつながりを見出すこと。この故人との永続的なつながりが、支えとなる関係として、大切になります。

　悲しんでいた人が穏やかになれるのは、決して悲しむ前の自分に戻ることではありません。大切な人を忘れてしまうことでもありません。たとえ目に見えない存在になったとしても、大切な人とのつながりを感じ、向こうから今の私にどんなメッセージを送ってくれるかを感じ、対話できることです。すると、きっと今のあなたにふさわしい、応援メッセージを聴くことができるでしょう。そのメッセージは、これからを生きる私たちの確かな力になることと思います。

参考文献

J.W. ウォーデン（著），鳴澤 實（監訳）：グリーフカウンセリング—悲しみを癒すためのハンドブック，川島書店，1993.

Chapter **5**

スピリチュアルケアの
対話を進めよう

case 清水さんとの対話

スピリチュアルケアの考え方を学び、
患者さんとの対話にも自信がついてきたナナさん。

スピリチュアルケアを学ぶ前（before）と
学んだ後（after）で、ナナさんの対話が
どう変化したかを見ていきましょう。

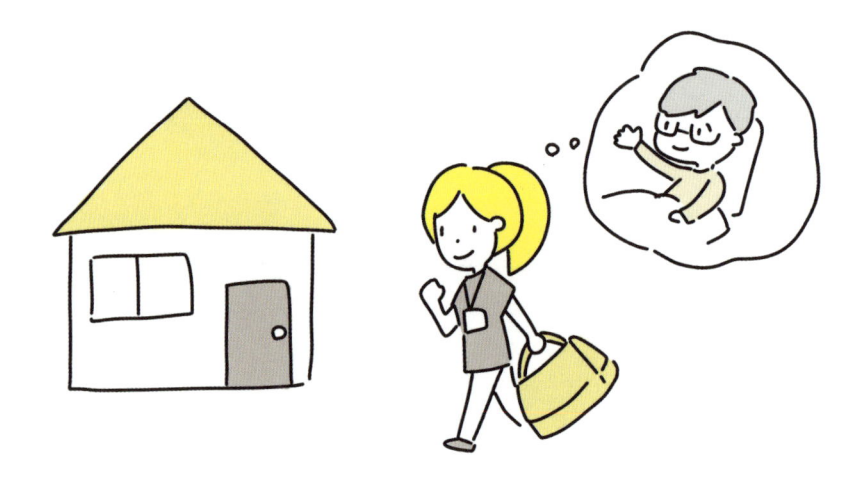

今日の訪問先は、50代の清水さん。
小学生と中学生のお子さんのお父さんです。
大腸がんが術後再発し、肝転移もあり、
エンドステージ状態です。

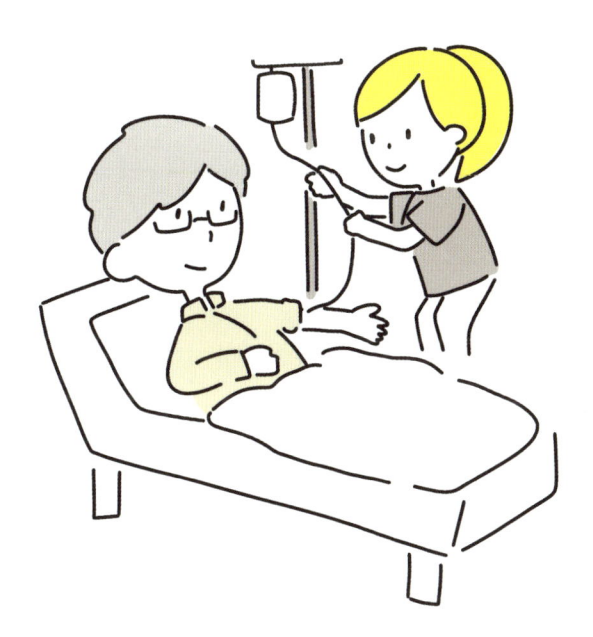

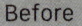

Point　沈黙を大切にする

Before	After

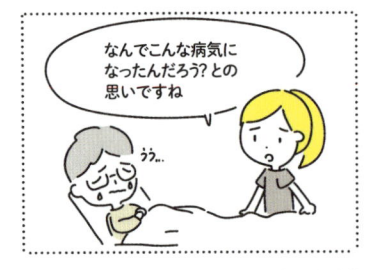 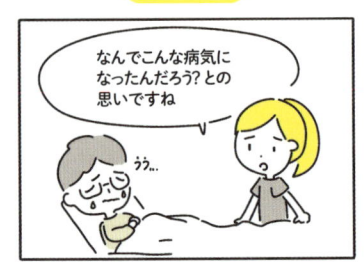

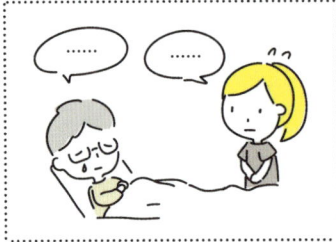 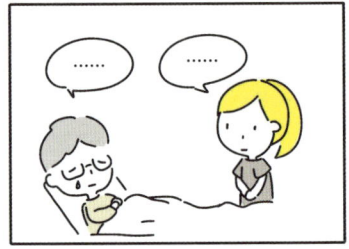

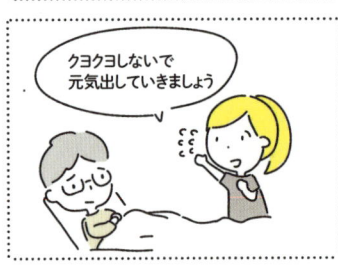 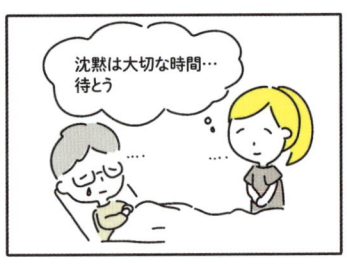

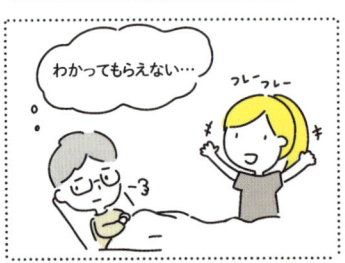 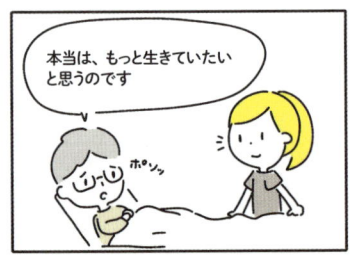

反復の後、相手が話さないからと別な質問をしてしまったり、解決策を提案したりしてしまうと、相手は言いたいことが言えなくなります。相手にボールを渡したら、焦らず、沈黙で待ってみましょう。

Before

After

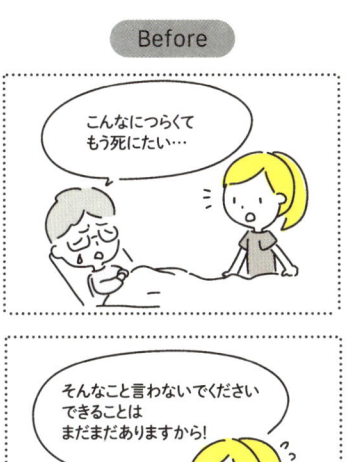

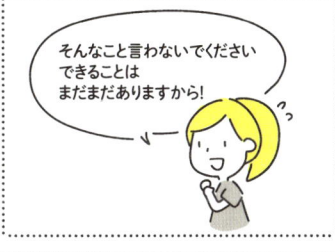

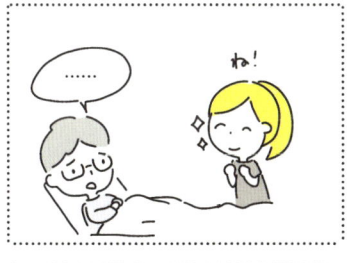

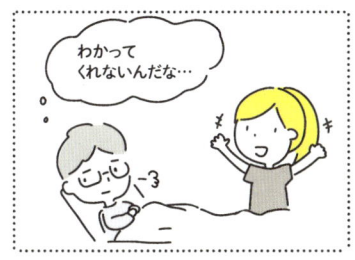

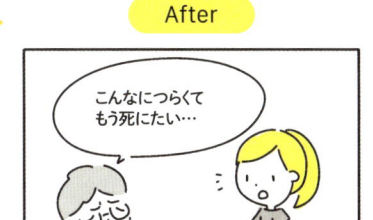

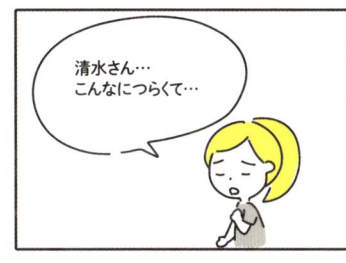

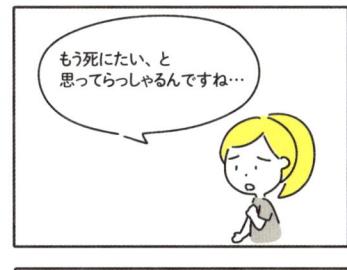

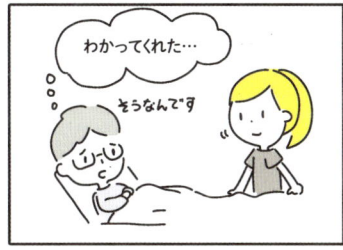

Chapter
5

▼スピリチュアルケアの対話を進めよう

マイナスの気持ちも否定せず、間と名前を入れて反復しましょう。
「そんなこと言わないで」などと否定されてしまったら、相手はもう、
何も話したくなくなります。

Point 解決できる苦しみを見逃さない

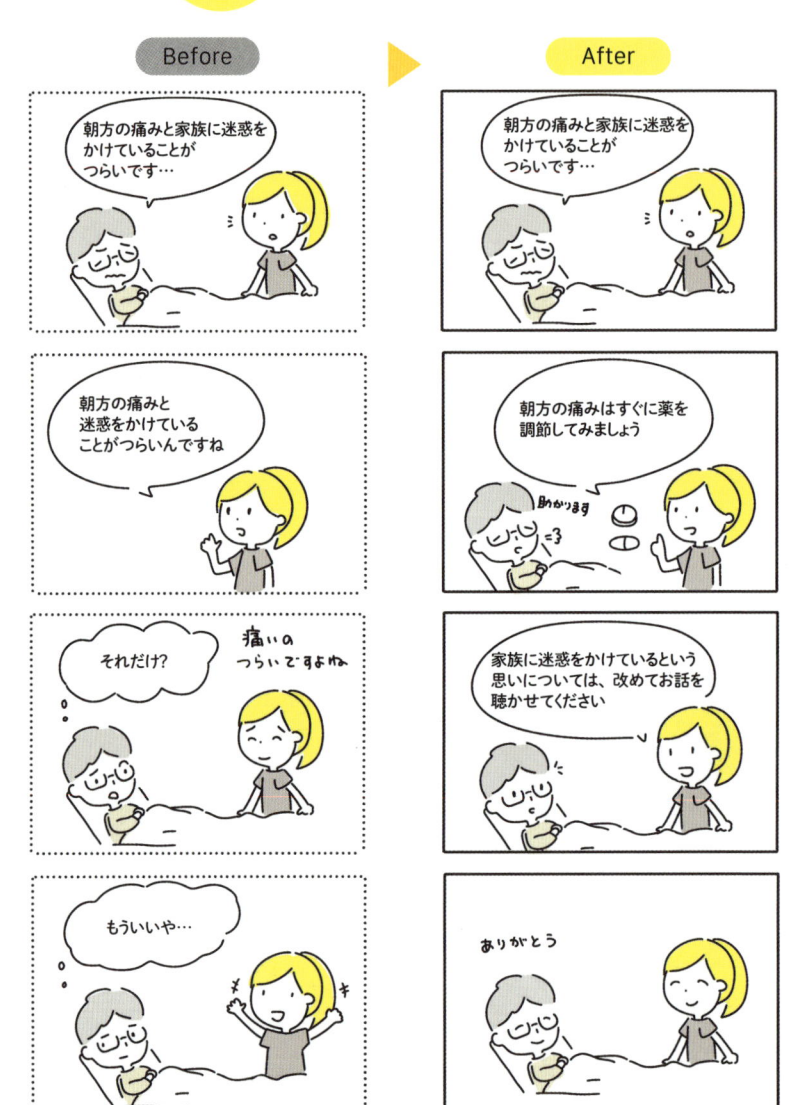

解決できる苦しみと解決が難しい苦しみは、分けて考えます。まずは解決できる苦しみを解決することを約束し、その後、解決が難しい苦しみについて丁寧に聴いていきます。

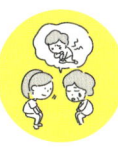

Step3 苦しかった時を振り返る

Point 「支え」を探す方向に話を向ける

Before	After

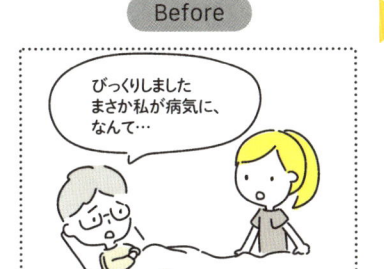

びっくりしました
まさか私が病気に、
なんて…

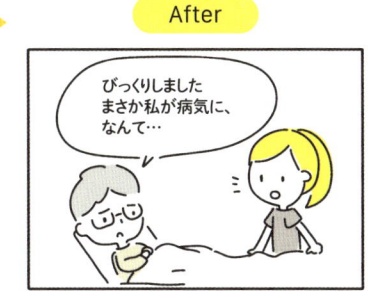

びっくりしました
まさか私が病気に、
なんて…

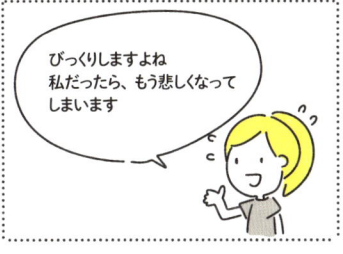

びっくりしますよね
私だったら、もう悲しくなって
しまいます

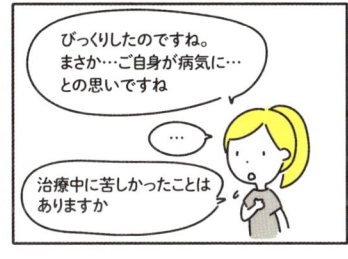

びっくりしたのですね。
まさか…ご自身が病気に…
との思いですね

…

治療中に苦しかったことは
ありますか

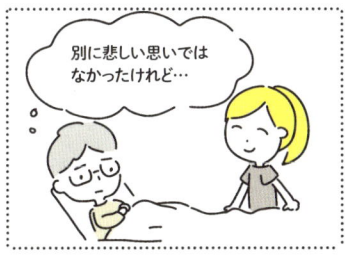

別に悲しい思いでは
なかったけれど…

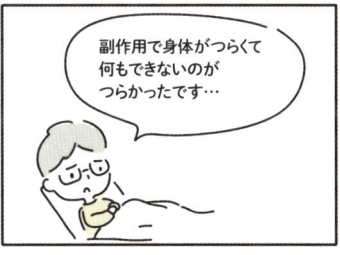

副作用で身体がつらくて
何もできないのが
つらかったです…

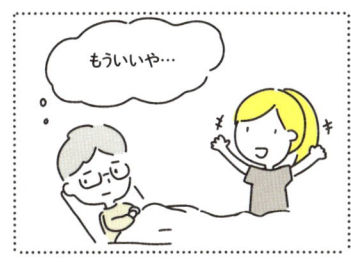

もういいや…

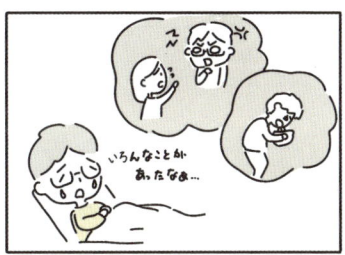

いろんなことが
あったなぁ…

つらかった時のことを一緒に振り返り、相手の思いを反復しながら、
つらかった時の気持ちについて話を深めていきます。相手の言葉を否
定したり、感情の先取り（➡p.38）をしてはいけません。

Chapter
5

▼スピリチュアルケアの対話を進めよう

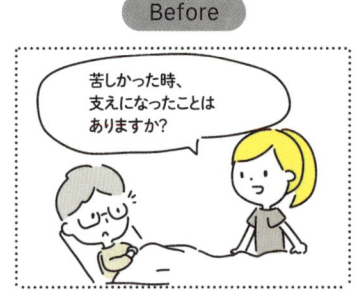

Step 4 苦しかった時、がんばれた理由（支え）について問いかける

Point 最初に見えてきた「支え」を大切に、対話を重ねる

Before

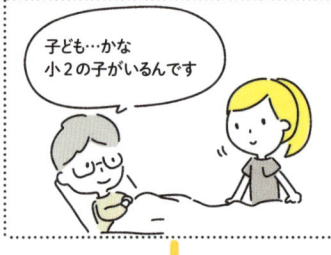

After

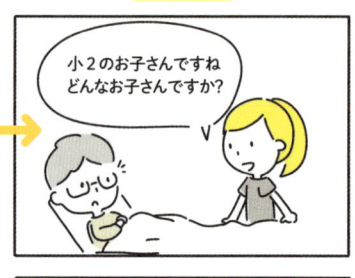

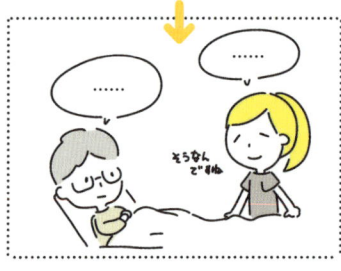

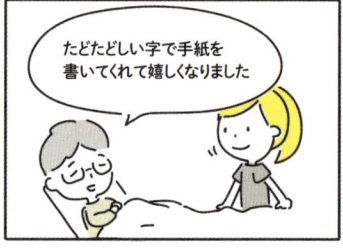

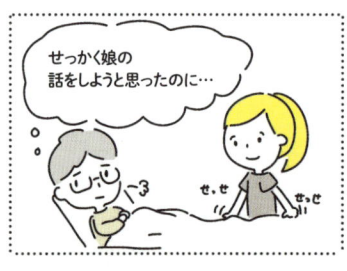

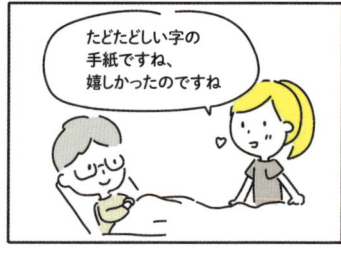

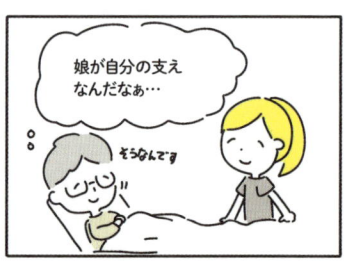

数ある「支え」の中でも、優先順位の高いものが冒頭に出てきます。その支えについて、丁寧に対話をしていきましょう。支えを知ったことだけで満足してしまったら、次の対話は生まれません。

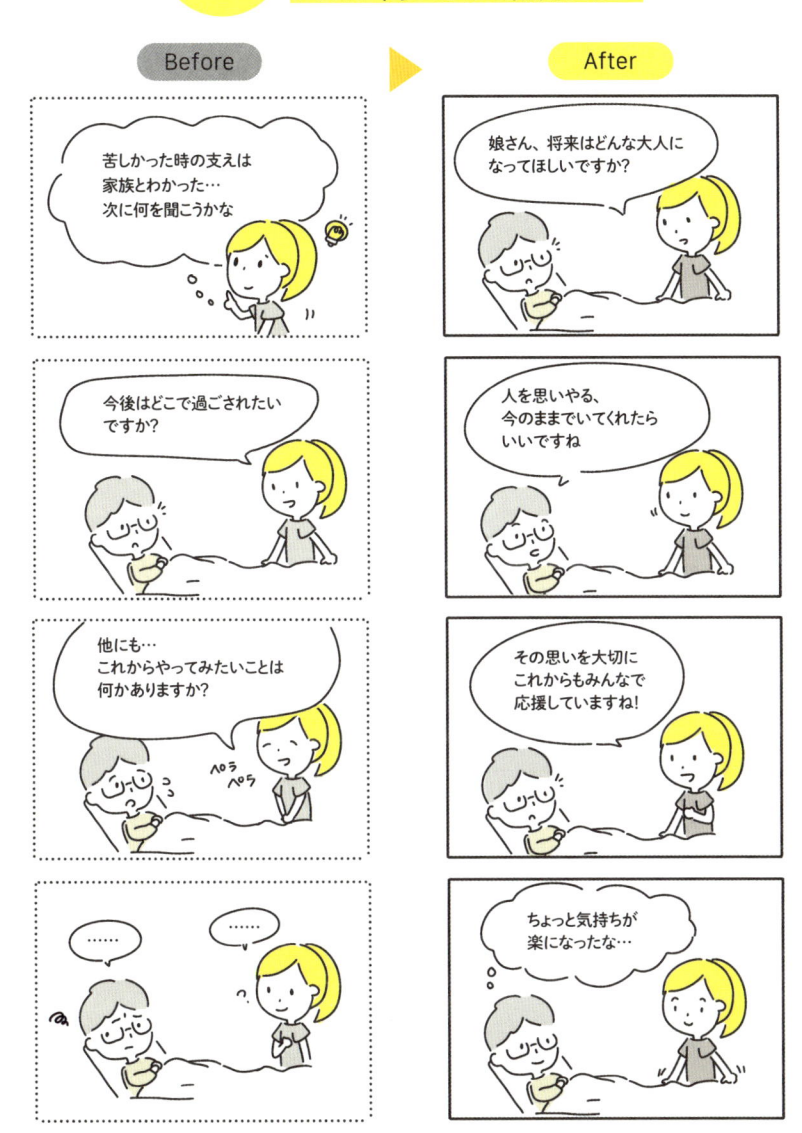

Step 5　支えを強める対話を重ねる

Point 問いかけを乱発しない

Before ▶ After

Before

苦しかった時の支えは
家族とわかった…
次に何を聞こうかな

今後はどこで過ごされたい
ですか？

他にも…
これからやってみたいことは
何かありますか？

……　……

After

娘さん、将来はどんな大人に
なってほしいですか？

人を思いやる、
今のままでいてくれたら
いいですね

その思いを大切に
これからもみんなで
応援していますね！

ちょっと気持ちが
楽になったな…

相手の支えが見えてきても、これからどこで過ごしたいのか、やって
みたいことはあるかなど、自分が聞きたい質問を次々としてしまうこ
とがあります。これでは相手の支えを強めることはできません。

column 6

介護施設での看取りの質を高める

　人口減少時代を迎え、住み慣れた地域で人生の最期まで過ごせる社会を実現するために、地域包括ケアシステムが導入されました。

　病院死の割合は、2005年の82.4％をピークに徐々に減少し、2022年には65.8％まで少なくなりました。一方、自宅での死亡の割合は12.2％（2005年）から17.4％（2022年）へ増加し、介護施設での死亡の割合は、2.1％（2005年）から11％（2022年）へ、およそ5倍に増えました（厚生労働省：人口動態調査より推計）。これから介護施設での看取りは、さらに重要となってくることでしょう。

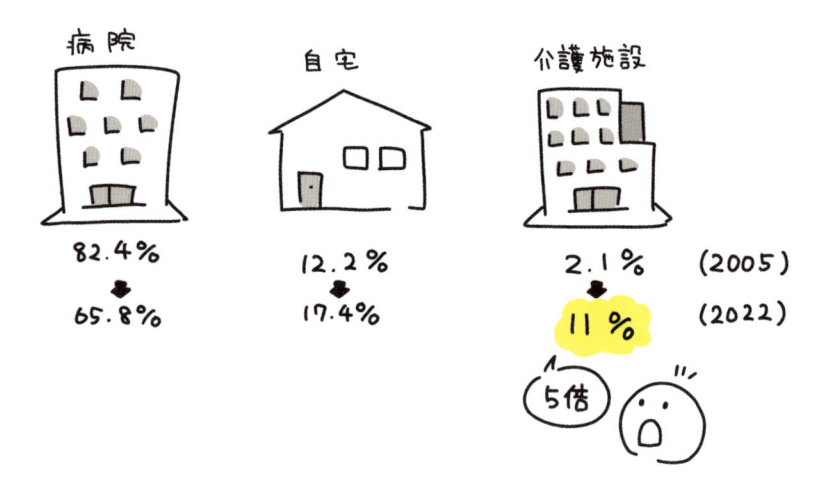

　介護施設での看取りは、希望しない救急搬送をしないことや、希望しない過度の検査や延命治療を行わないことだけではありません。たとえ老衰や認知症などで人生の最期を迎えるとしても、本人も家族も、そして関わるスタッフも、穏やかであるための関わり方が実践できる社会でありたいと願います。そうでなければ、「この人は救急搬送し

ない看取り対象」というラベルを貼られ、少し誤嚥しただけで、食事が止められたりする危険性も出てくるでしょう。

　スピリチュアルケアは、主に治療抵抗性となったがん患者さんとその家族の支援から始まりました。しかし、その対人援助は、認知症・老衰として人生の最終段階を迎えた患者さんや家族の支援にも応用できます。たとえ患者さん本人が明晰な判断ができなかったり、発語が難しくなったりしても、あるいはお迎えが近い状況であったとしても、本人の人生を振り返りながら、何を大切にし、何を重要と思い生きてきた人なのかを、本人の人生を知る家族や友人から、本人に聞こえるように対話をしてみましょう（➡p.139）。
　自分のことを誰かに知ってもらい、憶えてもらうことは、1人の人間として生きている実感を持つ援助になります。介護施設での看取りの質を向上させるためにも、スピリチュアルケアが拡がっていくことを願っています。

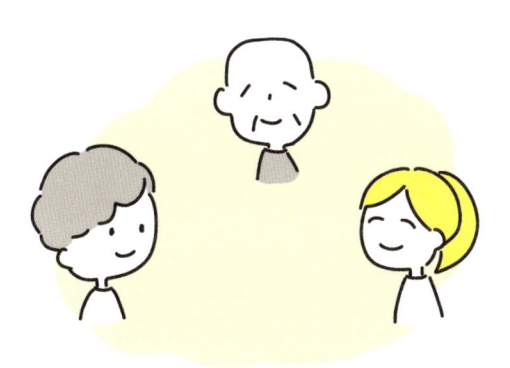

みんなが穏やか

Chapter 6

スピリチュアルケアを
続けるために

ナナさんは、
これからも訪問看護の仕事を続けていきたいと
強く思うようになりました。

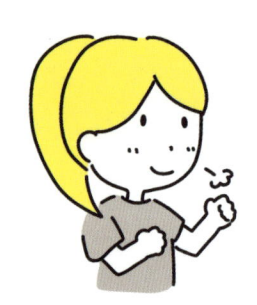

スピリチュアルケアの基本を学び、
患者さんとの関わりを通して自信をつけてきましたが
実際の現場は教科書通りにいかないことばかりです。

これから様々な患者さんに出会う中で、
うまくいかないこともあるでしょう。
これでよかったのかと悩むこともあるでしょう。

もっとよいケアをするために、
そしてこの仕事を続けていくために、
必要なことってなんだろう?

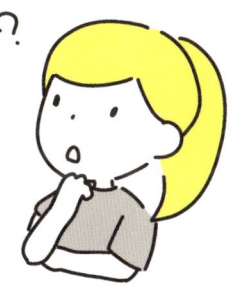

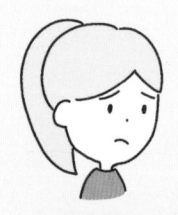

意思疎通が難しい患者さんに、
スピリチュアルケアはできないのでしょうか?

どんな患者さんにも
スピリチュアルケアは可能です。
本人が大切に思うことについて、
言葉にして伝えることが
スピリチュアルケアになります。

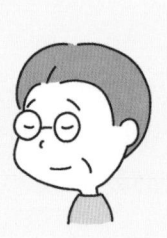

話ができないからスピリチュアルケアはできないと、あきらめてはいませんか。
スピリチュアルケアの目標は、相手が穏やかになることでしたね。たとえ意思疎通が難しくても、それを叶えるためにできることがあります。

訪問看護に伺ってからお別れまでに数日しか残されておらず、患者さんが自分の思いを伝えられる状態ではないこともよくあります。終末期でなくても、認知症や失語症、気管切開で声を失い、話すことが難しい人もいます。

　意思疎通が難しい患者さんを前にして、医療者が行うことの1つに、家族への病状説明があります。
　「この数日は血圧が低下し、酸素飽和度が悪化しています」「残された時間は短い日の単位の予後が予想されます」などと、具体的に状態を説明するのは、大切なことです。
　でも、本人との対話ができないからと、ただひたすら家族に病状説明をしたり、これからの見通しを説明するだけでは、本人と家族が穏やかになることは難しいでしょう。

　では、意思疎通が難しい患者さんが穏やかになるために、私たちに何ができるのでしょうか。考え方はきわめてシンプルです。
　それは、患者さん本人が大切に思うことを、周囲の人が大切に思い、言葉にして本人に伝えることです。

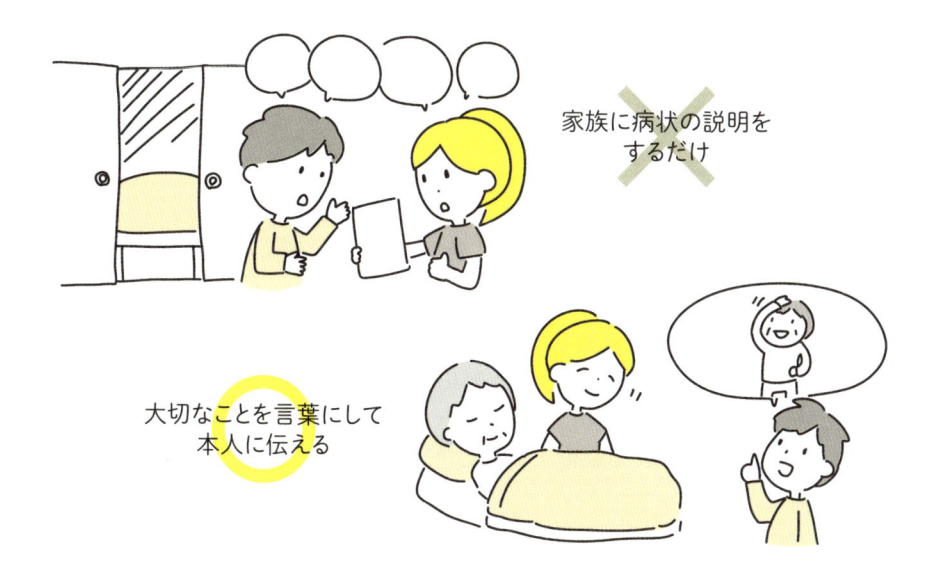

家族に病状の説明を
するだけ

大切なことを言葉にして
本人に伝える

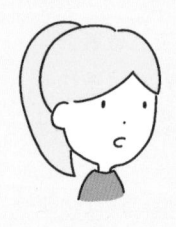 患者さんとお話ができないのに、
本人が大切に思うことを知り、
言葉にすることなんて
できるのでしょうか?

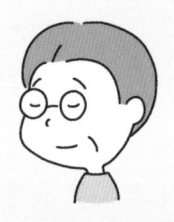

本人のことを知っている家族や友人との対話
を通して得た情報から、本人が何を大切に
生きてきたかが見えてきます。その思いを尊
重する言葉を、本人に伝えましょう。

たとえ意思疎通が難しい患者さんであっても、相手の尊厳を
大切にするというスピリチュアルケアの本質は変わりません。
患者さん本人が大切に思うことを私たちが大切にすることで、
患者さんの意思を尊重することができます。

意思疎通が難しい患者さんに関わる時も、対人援助の基本は同じです。つまり、「苦しんでいる人は、自分のことをわかってくれる人がいると嬉しい」という視点を大切にしましょう。

たとえ意思を確認することが難しかったとしても、本人がうなずいてくれるような言葉を選ぶことで、「対話」をすることができます。

具体的には、<u>本人のことを知っている家族や友人を通して、患者さん本人が人生で大切にされてきたこと、重要と思うこと</u>、果たしてきた役割や、誇りに思うことをともに振り返りながら、<u>本人に聞こえるように対話します</u>。

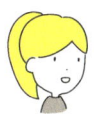 ○○さんは、仕事をしながら
2人のお子さんを育ててきたのですね。

そうなんです、母は自分のことよりも
家族のことをいつも大事に思ってくれて
いました。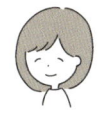

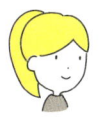 ○○さんが大切にされてきたのは、
ご家族ですね。

反復、沈黙、問いかけの技法
などを使いながら、家族の思い
を丁寧に聴いていきましょう。
患者さんの表情がふっと穏やか
になったり、小さくうなずいて
くれるかもしれません。

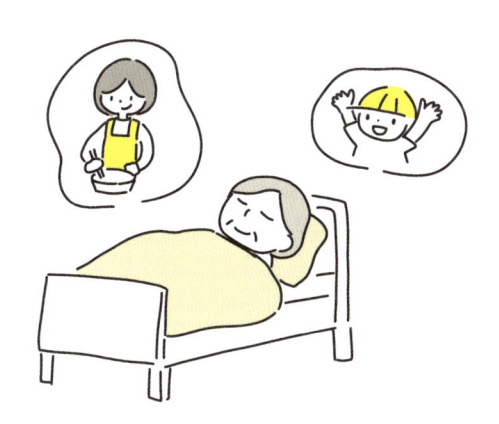

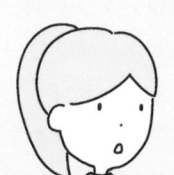

意思疎通が難しい患者さんに関わる際には、
家族との対話が中心になるのでしょうか?

意思疎通が難しい患者さんにも
本人の思いを肯定する言葉を
かけましょう。

家族との間で、患者さん本人が穏やかになる対話ができれば、
患者さん本人にもスピリチュアルケアを提供していると考えて
よいでしょう。
その上で、日ごろのケアの中でも、患者さんが穏やかな気持ち
になれることをゴールに本人にも声をかけていきましょう。

検温や与薬などの際に、今日の日にちや時刻を伝えたり、外の天気の様子などを伝えたりすることは、誰にでもできる大切なケアです。

　そこからもう一歩踏み込んで、本人の思いを肯定する話題を探します。「○○さんのお生まれは、××でしたね」「○○さんの趣味は、△△でしたね」…内容が合っていれば、患者さんは小さくうなずいてくれるかもしれません。どんな言葉であれば本人が穏やかさを取り戻すことができるかを常に考えながら対話を重ねることが、スピリチュアルケアになります。

　さらには、本人が人生で学んできた教訓や、大切な人に伝えたいメッセージについて、家族や友人と話し合う様子を本人に聞こえるように伝えましょう。そして、そのメッセージに家族や友人はどう応えたいか、対話できるとよいですね。

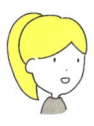

もしお母さんがお話しすることができたら、
娘さんにどんな話をすると思われますか？

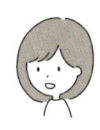

　そうですね…きっと父のことを大切に、
　そして、きょうだい仲良くしなさいと言うかなと…。

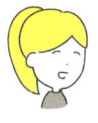

お父さんのことを大切に、きょうだい仲良く、ですね。
そのメッセージを言葉にしてお母さんに返してあげ
てください。心の中で、大きくうなずいてくれると思
いますよ。お母さんのメッセージに、どのように応
えたいと思われますか？

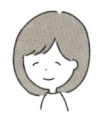

　そうですね…きょうだい仲良く、協力してお父さんのこ
　とを支えていくから大丈夫、と応えたいです。

　この対話を本人に聞かせることが、大切なスピリチュアルケアになります。

　本人が家族に伝えたいメッセージは、家族がこれからを生きる力になります。本人からのメッセージを大切に、これからを生きる人のお手伝いをする。こんな魅力的な仕事は他にないと私は感じています。

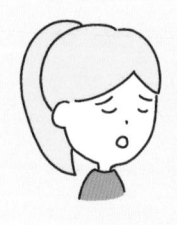

スピリチュアルケアをしたくても、
時間がなかなかとれません…。

たとえ時間が限られていたとしても、
スピリチュアルケアは可能です。

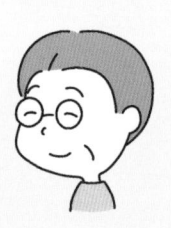

訪問診療や訪問看護・介護の現場はいつも多忙です。
十分な時間がないから、スピリチュアルケアはできないと考え
てしまうのかもしれません。でも、本当にそうでしょうか？
時間がないからではなく、やり方を知らないからではないで
しょうか？

時間が限られていたとしても、スピリチュアルケアにつながる援助はできます。検温や採血をする短い時間の間にも、相手の苦しみと支えに気づき、その支えを強めることで、穏やかさを取り戻す対話をしていきましょう。例えば…

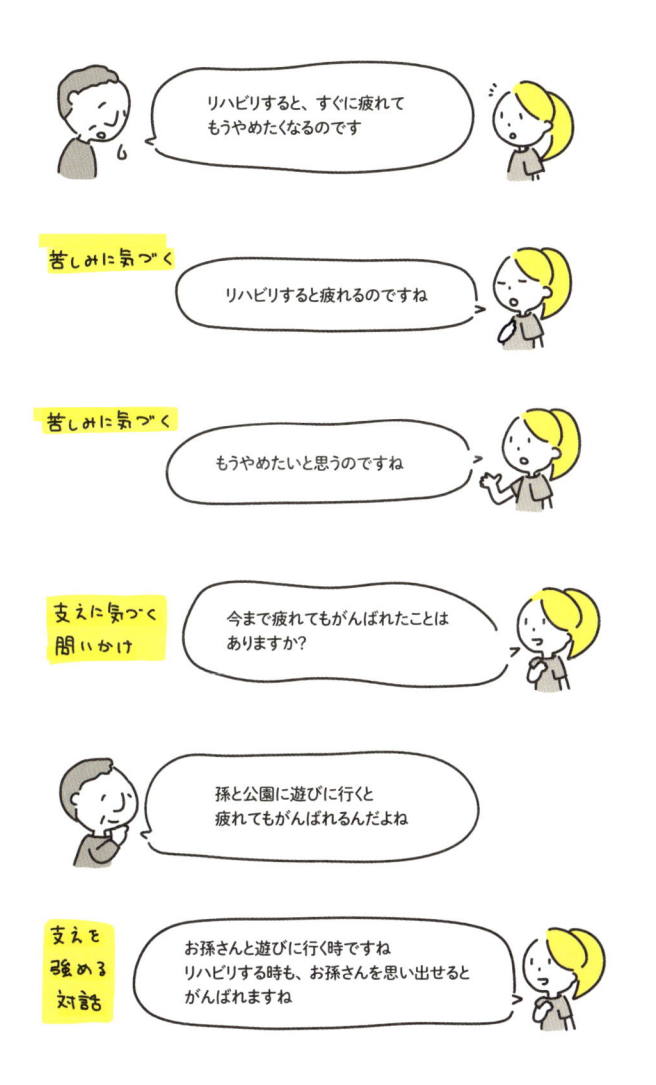

大切な支え（生きる意味、生きる理由）を見つけるための会話は、たった30秒でもあれば可能です。これは、誰もができる援助です。

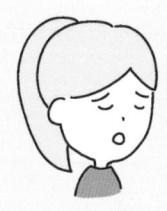

スピリチュアルな苦しみを抱えた
患者さんの力になれず、
関わることがつらくなることがあります…。
どうしたら、この仕事を続けることが
できますか?

関わろうとする自分自身の支えに気づけば、
患者さんに関わり続ける力になります。

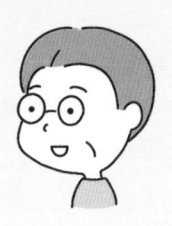

力になりたいと願いながら、力になれずに苦しむことがあります。
それでも誠実に関わり続けるためには、支えようとする私たち
自身の支えが大切になります。誰かの支えになろうとする人こ
そ、一番、支えを必要としているのです。

ナナさんは、患者さんの力になりたいと強く願っているからこそ、関わることがつらくなることがあるのでしょう。それは誠実に関わろうとしている証です。そんな援助者にこそ、患者さんを支え続けるための支えが必要です。

　自分自身の支えに気づくためのステップを紹介しましょう。

ステップ1　あなたが人生で一番苦しかった時はいつですか？

　今がとても苦しいと、これからどのように仕事を続けてよいかわからなくなることがあります。そのような時、過去を振り返ってみましょう。特に、あなたが一番苦しかった時を振り返ると、大切な何かが見えてきます。

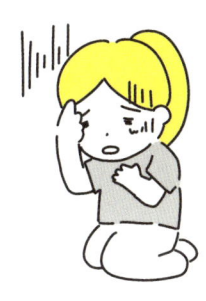

ステップ2　あなたが苦しかった時に、がんばれた理由、支えになったものはありますか？

　苦しい時に大切な何かに気づくのは、患者さんだけではありません。私たちも、苦しさの中で、自分自身にとって大切な自らの支えに気づきます。その支えは、あなたが困難と向き合うための確かな力となります。

　自分自身の支えに気づくのは、自分が強い時ではなく、弱い時です。患者さんの力になれない弱さがあるからこそ、支えに気づき、その支えがあるから、患者さんと向き合い続け、この仕事を続ける力を得ることができます。

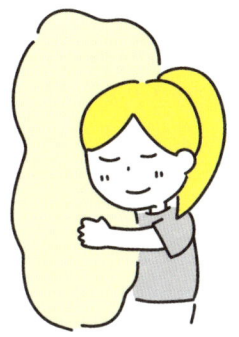

ナナさんへ

解決が難しい苦しみを抱えた患者さんと関わる中で、
どんなに丁寧に対話を重ねても、相手の力になれないことがあります。

それはとても苦しいことです。
「仕事を辞めたい」「自分にはこの仕事は向いていない」
——そう思うこともあるでしょう。

でも、苦しいからこそ、大切な自分の支えに気づくことがあります。
自分を支えてくれる誰かの存在に気づく時、
あなたはきっと、逃げることなく、解決が難しい苦しみを抱えた人と関
わり続けることができます。

誰かの支えになろうとする人こそ、一番支えを必要としています。
一緒に、がんばりましょう。

Toshi

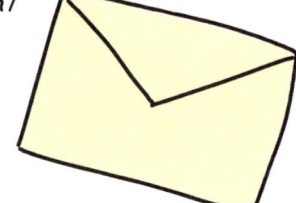

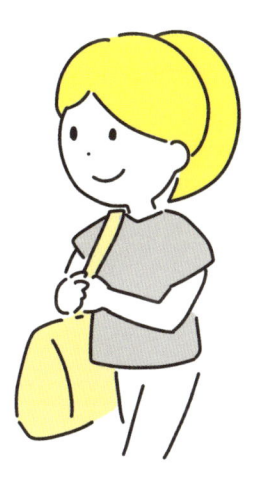

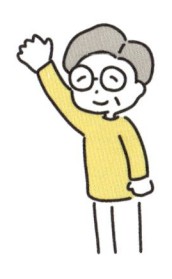

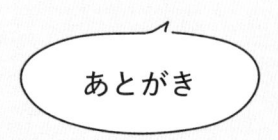

　私は、自分が強運の持ち主であると信じています。高校時代、合格の可能性5％未満の学力の私が現役で医学部に入れたことも、救命救急、農村医療を経てホスピス・緩和ケアの領域で仕事をするようになったことも、そして、ホスピス病棟で勤務した後、めぐみ在宅クリニックを開業したことも、有志とともに立ち上げたエンドオブライフ・ケア協会のことも、その活動をいろいろなメディアに取り上げていただいたことも、さらに、作文が苦手だった私が書籍を出したことも、運がついていたとしか思えません。

　強運はまだ続きます。2015年1月11日に、一般社団法人エンドオブライフ・ケア協会の活動のきっかけとなる千田恵子さんとの出会いがありました。そして、その年の7月からエンドオブライフ・ケア援助者養成基礎講座が始まりました。その研修の内容を書籍にしたいと願った時、医学書院の品田暁子さんに出会いました。そして『死を前にした人にあなたは何ができますか？』を2017年に出版することができました。この本は、医学書の常識を超えるベストセラーとなりました。

　そして今回、理学療法士でありグラフィックレコーダーでもある豊原亮子さんに出会い、この本を出すことができました。文字だけでは伝わりにくい対人援助のメッセージを、イラストを使って伝えることができました。心から感謝です。今回の企画も品田さんの力があったからこそ、実現することができました。ありがとうございます。

強運の背景には、人一倍、夢を言葉にして追いかけてきた過去があります。自分の手の届く範囲の援助では満足できませんでした。自分の手の届かないところで苦しんでいる誰かのために私にできることはないかと、全国で担い手づくりの活動を展開してきました。少しずつではありますが、その輪が拡がろうとしています。

　よろしければ、スピリチュアルケアのマインドを伝えていきませんか？　私は、エンドオブライフ・ケア協会を通じて各地域の担い手づくりに携わっています。全国の仲間とともにスピリチュアルケアのエッセンスをユニバーサル・ホスピスマインドとして拡げる人を募集しています。

　あなたにもできることがあります。たった1回の出会いで人生は変わるかもしれません。苦しむ人に誠実に関われる担い手が、全国で増えていくことを心から願っています。

小澤竹俊

エンドオブライフ・ケア援助者養成基礎講座にお越しください。
この本で紹介しているスピリチュアルケアを、より詳しく、
実際に体験しながら学ぶことができます。
詳細は、エンドオブライフ・ケア協会のホームページをご覧ください。

索引